„Schritt für Schritt zum Glück:

10 Tage, die dein Leben verändern"

Einleitung

Die Suche nach Energie und Glück

Kennst du das Gefühl, wenn du morgens aufwachst und dich sofort wieder müde und ausgelaugt fühlst, bevor der Tag überhaupt richtig begonnen hat? Oder die Momente, in denen du zwar alles hast, was du brauchst, aber trotzdem das Gefühl hast, dass dir irgendetwas fehlt? Du bist nicht allein. Viele Menschen sind auf der Suche nach mehr Energie und Glück in ihrem Leben, aber oft fehlt der richtige Ansatz, um diese Ziele auch wirklich zu erreichen.

Genau hier setzt dieses Buch an. Es gibt einfache Wege, deine Energie zu steigern und dein Wohlbefinden zu verbessern – ohne, dass du dafür radikale Veränderungen vornehmen musst. In den nächsten Kapiteln wirst du erfahren, wie du durch kleine, aber wirkungsvolle Übungen dein Glückshormon-Level erhöhst, negative Gedanken reduzierst und deine innere Stärke aufbaust.

Vorstellung der Methode und ihrer Vorteile

Die Methode, die ich dir in diesem Buch vorstellen möchte, basiert auf wissenschaftlichen Erkenntnissen und ist gleichzeitig einfach in deinen Alltag zu integrieren. Du brauchst keine Vorkenntnisse oder spezielle Ausrüstung, sondern nur den Wunsch, dich zu verbessern und neue Gewohnheiten in dein Leben einzubauen. Das Training, das wir gemeinsam durchlaufen werden, ist speziell darauf ausgelegt, dir Schritt für Schritt mehr Energie, Lebensfreude und Gelassenheit zu bringen.

Was du davon hast? Mehr Freude an jedem einzelnen Tag, eine positive Ausstrahlung, die nicht nur dir selbst, sondern auch deinem Umfeld gut tut, und die Fähigkeit, mit Herausforderungen des Alltags gelassener umzugehen. Du wirst spüren, wie sich dein Körper und Geist verändern – und das bereits nach kurzer Zeit.

Überblick über den Aufbau des Buches

Das Buch ist so aufgebaut, dass du zuerst verstehst, wie Glück und Energie in deinem Körper und deinem Geist wirken. Dann wirst du dich vorbereiten, um das Training mit der richtigen Motivation und Umgebung zu starten. In den folgenden Kapiteln führe ich dich durch acht Übungen, die dir helfen, deine Energie und dein Wohlbefinden systematisch zu steigern. Abschließend bekommst du einen 10-Tage-Trainingsplan, der dich Schritt für Schritt durch das Programm führt.

Nach dem Training wirst du genau wissen, wie du die Ergebnisse langfristig in deinen Alltag integrieren kannst. Und selbst wenn du mal eine Pause machst, wirst du jederzeit wieder zu den Übungen zurückkehren können.

Kapitel 1:
Die Wissenschaft hinter Glück und Energie

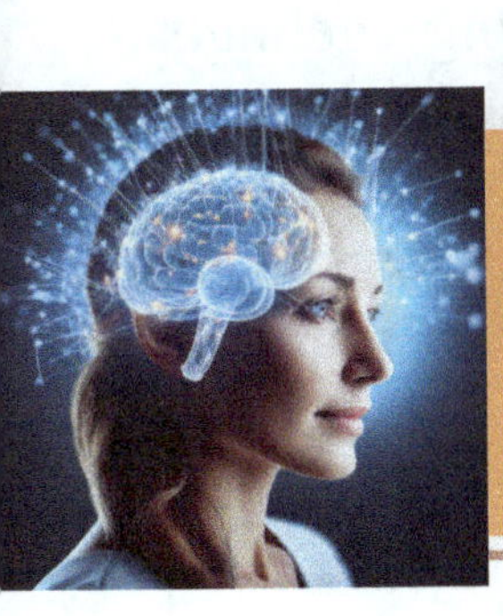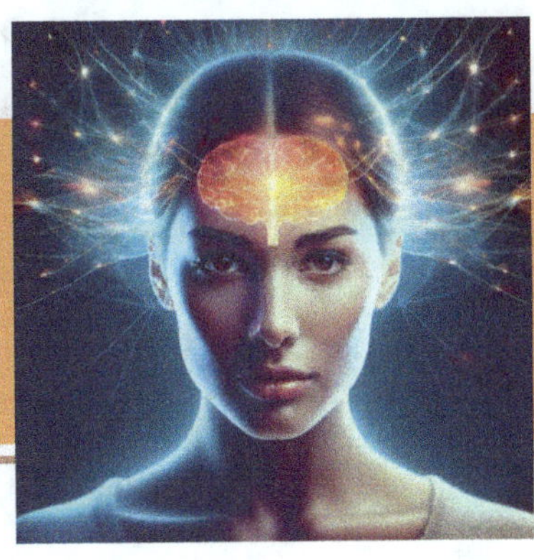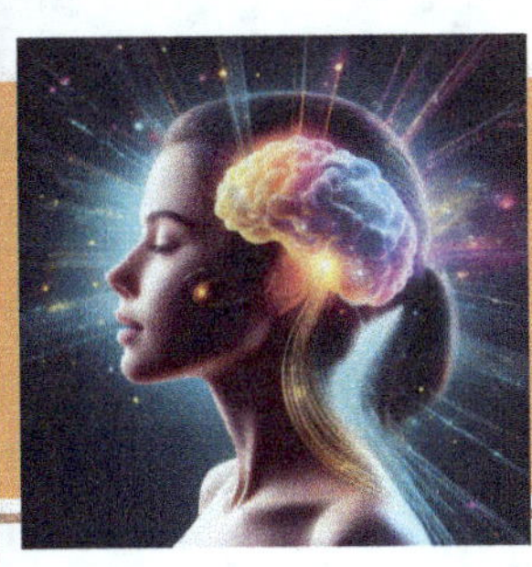

Glückshormone und ihre Wirkung

Hast du schon mal von "Glückshormonen" gehört? Sie sind das, was dich zum Strahlen bringt, wenn du einen schönen Moment erlebst, und sie geben dir Energie, wenn du dich richtig gut fühlst. Diese chemischen Botenstoffe – Dopamin, Serotonin, Oxytocin und Endorphine – sind der Schlüssel zu deinem Wohlbefinden. Sie wirken wie eine natürliche Droge in deinem Körper und können dich regelrecht beflügeln.

- **Dopamin** ist das Belohnungshormon. Es gibt dir das Gefühl, etwas erreicht zu haben, und motiviert dich, weiterzumachen. Wenn du ein Ziel erreichst oder dir ein persönlicher Erfolg gelingt, schüttet dein Gehirn Dopamin aus.
- **Serotonin** ist der Stimmungsaufheller. Es sorgt dafür, dass du dich entspannt und glücklich fühlst. Ein Spaziergang in der Sonne, ein nettes Gespräch mit einem Freund oder ein Moment der Ruhe können deinen Serotoninspiegel anheben.
- **Oxytocin** wird oft als "Kuschelhormon" bezeichnet. Es wird ausgeschüttet, wenn du Nähe und Vertrauen erlebst, zum

Beispiel in einer Umarmung oder in einer harmonischen Beziehung.

- **Endorphine** sind die natürlichen Schmerzmittel deines Körpers. Sie helfen dir, mit Stress und Schmerzen umzugehen und verschaffen dir ein wohliges Gefühl – sie sind oft der Grund für das sogenannte „Runner's High", wenn du nach dem Sport glücklich und entspannt bist.

Das Schöne ist: Du kannst diese Glückshormone aktiv steigern – durch Bewegung, positive Erlebnisse und bestimmte Denkweisen. In den nächsten Kapiteln wirst du konkrete Übungen kennenlernen, um genau das zu erreichen.

Die Bedeutung von positivem Denken

Vielleicht hast du schon mal gehört, dass deine Gedanken deine Realität formen. Das klingt erstmal abstrakt, aber dahinter steckt eine starke wissenschaftliche Grundlage. Dein Gehirn ist darauf ausgelegt, Muster zu erkennen und sich auf das zu konzentrieren, was du ihm vorgibst. Wenn du regelmäßig negative Gedanken hast, verstärken sich diese Muster – dein Gehirn „lernt", negativ zu denken. Das wirkt sich nicht nur auf deine Stimmung aus, sondern auch auf deine Energie und Motivation.

Positive Gedanken haben den gegenteiligen Effekt: Sie aktivieren Regionen in deinem Gehirn, die mit Freude, Kreativität und Problemlösungen verbunden sind. Studien zeigen, dass Menschen, die bewusst positiv denken, widerstandsfähiger gegen Stress sind und insgesamt glücklicher leben.

Natürlich kannst du nicht einfach von heute auf morgen all deine negativen Gedanken ausschalten – das wäre unnatürlich. Aber du kannst lernen, sie zu erkennen und bewusst durch positive Gedanken zu ersetzen. Das ist eine der Techniken, die wir im Laufe dieses Buches vertiefen werden.

Der Einfluss von Selbstbewusstsein und Stressresistenz auf das Wohlbefinden

Selbstbewusstsein ist nicht nur eine innere Haltung – es hat auch einen direkten Einfluss auf deine körperliche und psychische Gesundheit. Menschen, die ein starkes Selbstbewusstsein haben, erleben seltener Stress und gehen gelassener mit Herausforderungen um. Sie wissen, dass sie die Fähigkeit haben, schwierige Situationen zu meistern. Diese innere Überzeugung gibt ihnen nicht nur Kraft, sondern sorgt auch dafür, dass sie insgesamt zufriedener und energievoller durchs Leben gehen.

Eine zentrale Rolle spielt dabei deine **Stressresistenz**. Stress an sich ist nicht immer schlecht – in kleinen Dosen kann er dich sogar motivieren. Problematisch wird es, wenn er chronisch wird. Längerfristiger Stress führt zu Erschöpfung, macht krank und senkt deine Glückshormonspiegel. Deshalb ist es so wichtig, zu lernen, wie du Stress regulierst und besser mit ihm umgehst.

Die gute Nachricht: Dein Gehirn ist formbar! Durch gezielte Übungen kannst du lernen, selbstbewusster zu werden und deinen Stresslevel zu senken. Du wirst dich dadurch nicht nur besser fühlen, sondern auch spüren, wie du nach und nach mehr Energie und Lebensfreude zurückgewinnst.

In diesem ersten Kapitel haben wir gesehen, dass Glück und Energie keine Zufallsprodukte sind. Sie hängen eng mit chemischen Prozessen in deinem Körper und der Art und Weise zusammen, wie du denkst und auf Stress reagierst. In den nächsten Kapiteln wirst du Techniken lernen, wie du diese Prozesse bewusst steuern und verbessern kannst – um mehr Energie, Glück und Gelassenheit in deinen Alltag zu bringen.

Kapitel 2:

Vorbereitung auf das Training

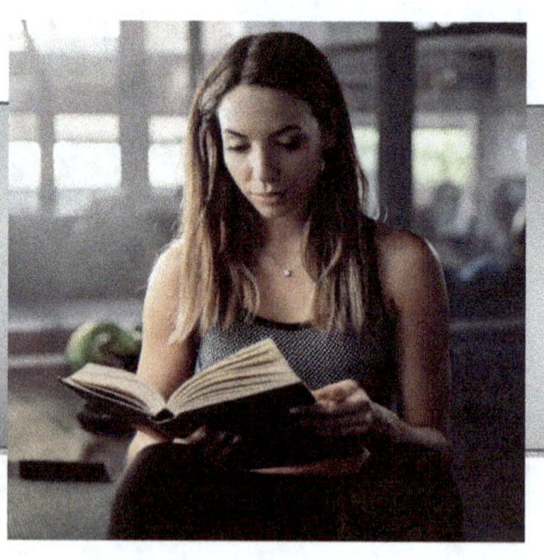

Wichtige Grundlagen und Prinzipien

Bevor du mit dem Training beginnst, ist es wichtig, einige grundlegende Prinzipien zu verstehen, die dir auf deinem Weg zu mehr Energie und Glück helfen werden. Die Übungen wirken am besten, wenn du dich mental und praktisch vorbereitest. Denke daran:

1. **Kleine Schritte führen zu großen Veränderungen:** Mach dir keinen Druck, sofort alles perfekt umsetzen zu müssen. Es reicht, wenn du mit kleinen Schritten beginnst – diese summieren sich über die Zeit zu großen Erfolgen.
2. **Deine Einstellung entscheidet:** Eine positive Einstellung verstärkt den Effekt der Übungen. Sieh die Reise als Möglichkeit, Neues über dich selbst zu lernen und zu wachsen.
3. **Regelmäßigkeit ist der Schlüssel:** Bleib dran – selbst kleine, regelmäßige Übungen können einen großen Unterschied in deinem Energielevel und Wohlbefinden machen.

Schaffung der richtigen Umgebung

Die Umgebung, in der du deine Übungen machst, kann einen großen Einfluss darauf haben, wie gut du dich konzentrieren und entspannen kannst. Hier sind einige konkrete Tipps, wie du den optimalen Raum für dein Training schaffst:

- **Finde deinen Wohlfühlort:** Wähle einen Ort, an dem du dich sicher und entspannt fühlst. Das kann dein Wohnzimmer, ein ruhiges Zimmer oder sogar ein Platz in der Natur sein. Der Ort sollte dich nicht stressen, sondern ein Gefühl von Ruhe und Wohlbefinden vermitteln.

Beispiele für mögliche Orte:

- **Wohnzimmer:** Stelle sicher, dass es ordentlich ist, und vielleicht ein paar gemütliche Kissen oder eine Decke für die Entspannung nach den Übungen bereit hält.
- **Schlafzimmer:** Ideal für abendliche Übungen oder Meditation. Stelle sicher, dass der Raum frei von Ablenkungen ist, und dimme das Licht, um eine beruhigende Atmosphäre zu schaffen.

- o   **Balkon/Garten:** Wenn du gerne draußen bist, kann die Natur ein wunderbarer Begleiter für deine Übungen sein. Die frische Luft und die Geräusche der Umgebung wirken oft entspannend.

- **Sorge für Ordnung und Klarheit:**

  Ein aufgeräumter Raum hilft, den Geist zu beruhigen. Entferne Unordnung und Dinge, die dich ablenken könnten. Ein klarer, geordneter Raum schafft Platz für Klarheit und Fokussierung.

- **Bringe positive Elemente in deine Umgebung:**

  Um die Atmosphäre noch angenehmer zu gestalten, füge Elemente hinzu, die dich inspirieren und eine positive Stimmung schaffen. Das können Pflanzen sein, sanftes Licht, Kerzen oder auch inspirierende Zitate an der Wand.

- **Musik und Düfte:** Musik kann eine große Rolle spielen, um dich in die richtige Stimmung zu versetzen. Eine sanfte, beruhigende Playlist kann helfen, dich zu fokussieren.

Auch ätherische Öle oder Duftkerzen können eine entspannende Wirkung haben. Lavendel fördert Entspannung, während Zitrusfrüchte energetisierend wirken.

Mentale Vorbereitung und Motivation

Die mentale Vorbereitung ist genauso wichtig wie die körperliche. Hier spielen Affirmationen und Journaling eine entscheidende Rolle, um dich zu motivieren und auf das Training einzustimmen.

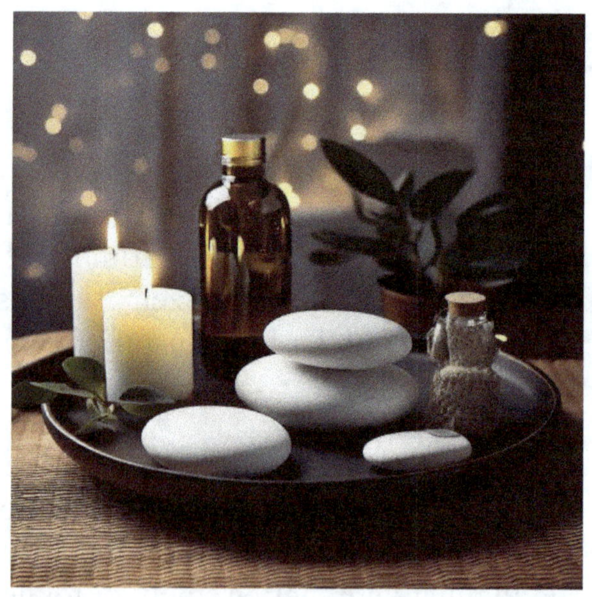

Affirmationen: Positive Gedanken für mehr Energie

Affirmationen sind kurze, positive Sätze, die du dir immer wieder vorsagst, um dein Denken zu beeinflussen. Sie helfen dir, dich auf deine Ziele zu fokussieren und eine positive Einstellung zu stärken. Indem du regelmäßig positive Affirmationen wiederholst, baust du neue, stärkende Gedankenmuster auf.

Hier sind 10 Beispiele für Affirmationen, die dir helfen können, deine Energie und dein Glück zu steigern:

1. „Ich bin voller Energie und Lebensfreude.“
2. „Ich bin in der Lage, alles zu erreichen, was ich mir vornehme.“
3. „Jeder Tag bringt mir neue Möglichkeiten für Wachstum und Glück.“
4. „Ich vertraue mir selbst und meinen Fähigkeiten.“
5. „Ich lasse alle negativen Gedanken los und wähle positive Gedanken.“
6. „Mein Körper und mein Geist sind stark und voller Kraft.“
7. „Ich ziehe positive Energie in mein Leben.“
8. „Ich bin dankbar für all das Gute, das mich umgibt.“
9. „Jeder Atemzug gibt mir neue Energie und Klarheit.“
10. „Ich habe die Macht, mein Leben in eine positive Richtung zu lenken.“

Wähle eine oder zwei Affirmationen, die dich besonders ansprechen, und wiederhole sie mehrmals täglich. Du kannst sie dir morgens nach dem Aufstehen oder abends vor dem Schlafengehen sagen – oder wann immer du einen Motivationsschub brauchst.

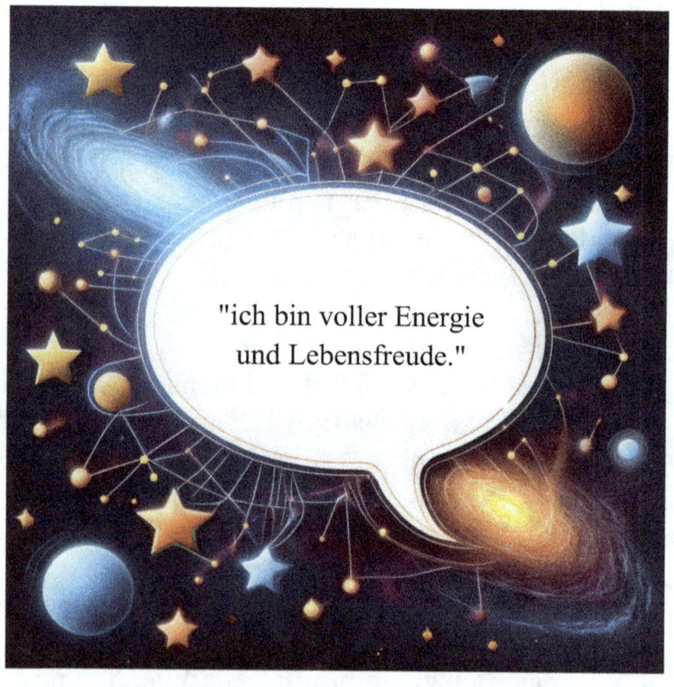

Journaling: Reflektion und Selbsterkenntnis

Journaling ist eine hervorragende Methode, um deine Gedanken zu ordnen und deine Emotionen besser zu verstehen. Indem du deine Gedanken und Gefühle regelmäßig aufschreibst, kannst du Muster erkennen und lernen, bewusster mit deinen Emotionen umzugehen. Es hilft dir, Klarheit zu gewinnen und dich auf das Positive zu konzentrieren.

Hier sind 10 Journaling-Fragen, die dir helfen können, dich auf das Training vorzubereiten und deine Fortschritte zu reflektieren:

1. Was möchte ich durch dieses Training erreichen?
2. Wie fühle ich mich gerade in Bezug auf meine Energie und mein Wohlbefinden?
3. Welche Gedanken halten mich oft zurück, und wie kann ich sie durch positive ersetzen?
4. Was gibt mir Energie und Freude im Alltag?
5. Welche Situationen oder Menschen entziehen mir Energie, und wie kann ich besser damit umgehen?

6. Worauf bin ich in meinem Leben besonders stolz?
7. Wie kann ich mehr Dankbarkeit in mein Leben bringen?
8. Was ist eine kleine Veränderung, die ich heute umsetzen kann, um mich besser zu fühlen?
9. Welche Affirmationen möchte ich in den nächsten Tagen nutzen?
10. Welche positiven Veränderungen habe ich bereits an mir bemerkt?

Es ist hilfreich, diese Fragen regelmäßig – vielleicht wöchentlich – zu beantworten, um deine Entwicklung festzuhalten und ein besseres Verständnis für dich selbst zu bekommen. Journaling kann auch eine Quelle der Motivation sein, wenn du mal an dir zweifelst. Du kannst zurückblicken und sehen, wie weit du schon gekommen bist.

Zusammenfassung der Vorbereitung

Du hast nun die Grundlagen für einen erfolgreichen Start ins Training. Du weißt, welche Prinzipien wichtig sind, wie du eine förderliche Umgebung schaffen kannst und wie du dich mental vorbereitest. Nutze Affirmationen und Journaling als zusätzliche Werkzeuge, um dein Denken zu schärfen und dich auf das zu konzentrieren, was wirklich zählt: dein Wohlbefinden und deine Energie.

Kapitel 3:
Die 8 Übungen zur Transformation

Übung 1:

Produktion von Glückshormonen steigern

Beschreibung und wissenschaftliche Erklärung

Die Glückshormone – Dopamin, Serotonin, Oxytocin und Endorphine – spielen eine zentrale Rolle in unserem Wohlbefinden. Sie beeinflussen, wie glücklich und motiviert du dich fühlst und wie viel Energie du hast. Die gezielte Förderung dieser Hormone kann dir helfen, stressige Situationen leichter zu bewältigen, positiver zu denken und insgesamt ausgeglichener zu sein.

Was passiert im Körper, wenn du aktiv wirst? Bestimmte Aktivitäten wie Bewegung, soziale Interaktionen und sogar einfache Atemtechniken lösen die Ausschüttung dieser Hormone aus. Wenn du zum Beispiel Sport machst, schüttet dein Körper Endorphine aus, die ein Gefühl von Freude und Erleichterung hervorrufen – das sogenannte „Runner's High".

Diese Übung konzentriert sich darauf, einfache und alltagstaugliche Methoden zu nutzen, um deine Glückshormon-Produktion anzuregen.

<u>**Schritt-für-Schritt-Anleitung**</u>

Hier ist eine Schritt-für-Schritt-Anleitung, wie du deine Glückshormon-Produktion aktiv anregen kannst:

1. **Morgens aktiv in den Tag starten (5–10 Minuten Bewegung):**

   - Starte deinen Tag mit ein paar einfachen Dehnübungen oder einem kurzen Spaziergang. Schon 5 bis 10 Minuten Bewegung reichen, um die Ausschüttung von Endorphinen zu fördern. Setze dir das Ziel, jeden Morgen bewusst aktiv zu beginnen.
   - **Alternative:** Falls du wenig Zeit hast, reicht auch ein kurzes, intensives Intervalltraining (HIIT) von 5 Minuten.

2. **Bewusstes Lächeln (2–3 Minuten):**

   - Lächeln, selbst wenn du dich nicht danach fühlst, kann einen positiven Effekt auf deinen Serotoninspiegel haben. Das liegt daran, dass dein Gehirn Signale vom Gesicht empfängt und darauf reagiert, als wäre das Lächeln „echt".
   - Setze dir mehrmals am Tag bewusst den Timer auf deinem Handy und nimm dir 2–

3 Minuten Zeit, einfach zu lächeln. Du
wirst merken, dass es dir sofort ein besseres Gefühl gibt.

3. **Soziale Verbindung und Umarmungen (täglich):**

o Oxytocin wird ausgeschüttet, wenn du soziale Nähe und Vertrauen erlebst. Plane dir
täglich Zeit für einen netten Anruf, ein gutes Gespräch oder eine Umarmung ein.

o Tipp: Umfasse dich selbst fest mit deinen
Armen, wenn gerade niemand da ist.
Selbst das kann deinem Gehirn helfen,
Oxytocin freizusetzen.

4. **Positive Belohnungen (täglich):**

o Dopamin wird freigesetzt, wenn du kleine
Erfolge feierst. Setze dir jeden Tag erreichbare, kleine Ziele und belohne dich
bewusst, wenn du sie erreichst. Das können Dinge wie ein leckerer Kaffee, ein gutes Buch oder ein Spaziergang im Park
sein.

o Erstelle am Ende des Tages eine Liste mit
deinen „Erfolgen" – alles, was du an dem
Tag geschafft hast, zählt!

5. **Atemtechniken für Entspannung (täg-
    lich):**

o   Atemübungen können ebenfalls dabei hel-
    fen, die Ausschüttung von Serotonin und
    Endorphinen zu fördern. Eine einfache
    Technik ist die 4-7-8-Methode:
-   Atme 4 Sekunden durch die Nase ein.
-   Halte den Atem 7 Sekunden lang.
-   Atme dann 8 Sekunden lang durch den
    Mund aus.
o   Wiederhole das 5-mal hintereinander. Die-
    se Technik hilft dir, dich zu entspannen
    und Stress abzubauen.

Erfahrungsberichte und Tipps

Viele Menschen haben durch diese kleinen, gezielten Übungen spürbare Veränderungen in ihrem Alltag bemerkt. Hier sind einige Rückmeldungen von Menschen, die ähnliche Techniken angewendet haben:

- **Anna, 34 Jahre:** „Ich hätte nie gedacht, dass so etwas Einfaches wie ein bewusstes Lächeln so viel verändern kann. Jeden Morgen starte ich nun mit einem Lächeln in den Spiegel, und es hebt meine Stimmung sofort."
- **David, 40 Jahre:** „Die Atemübungen haben mir geholfen, stressige Arbeitstage besser zu überstehen. Nach nur wenigen Minuten fühle ich mich ausgeglichener und energiegeladener."
- **Sophie, 27 Jahre:** „Die Bewegung am Morgen hat meinen ganzen Tag verändert. Selbst wenn ich nur 5 Minuten Zeit habe, merke ich, dass ich danach viel klarer und motivierter bin."

Tipp: Setze dir realistische Ziele. Versuche nicht, alle Schritte auf einmal umzusetzen. Starte mit einer Übung, die dir besonders zusagt, und baue die anderen nach und nach in deinen Alltag ein.

Zusätzliche Varianten der Übung

Wenn du die Wirkung noch intensivieren möchtest oder nach Alternativen suchst, hier ein paar weitere Ideen:

1. **Kreative Tätigkeiten:** Malen, Schreiben oder Musizieren können ebenfalls Dopamin und Endorphine freisetzen. Gönne dir bewusst Zeiten für kreative Tätigkeiten.
2. **Dankbarkeitspraxis:** Jeden Abend drei Dinge aufschreiben, für die du dankbar bist, erhöht nachweislich das Glücksempfinden und kann deinen Serotoninspiegel anheben.
3. **Natur erleben:** Studien zeigen, dass Zeit in der Natur, besonders im Grünen, die Produktion von Serotonin fördert. Plane regelmäßige Spaziergänge in der Natur ein, auch wenn es nur ein kurzer Abstecher in den Park ist.

Nächster Schritt: Umsetzung in deinen Alltag

Setze dir das Ziel, diese erste Übung in den nächsten Tagen auszuprobieren. Starte mit einer oder zwei Methoden, die dir am meisten zusagen, und beobachte, wie sich dein Wohlbefinden verändert. Es ist nicht wichtig, alles perfekt zu machen – kleine Schritte führen auch hier zu langfristigem Erfolg.

Im nächsten Kapitel werden wir uns mit der **Reduktion negativer Gedanken** beschäftigen. Das wird dir helfen, noch gezielter an deinem inneren Wohlbefinden zu arbeiten und dein Leben positiver zu gestalten.

Übung 2:

Reduktion negativer Gedanken

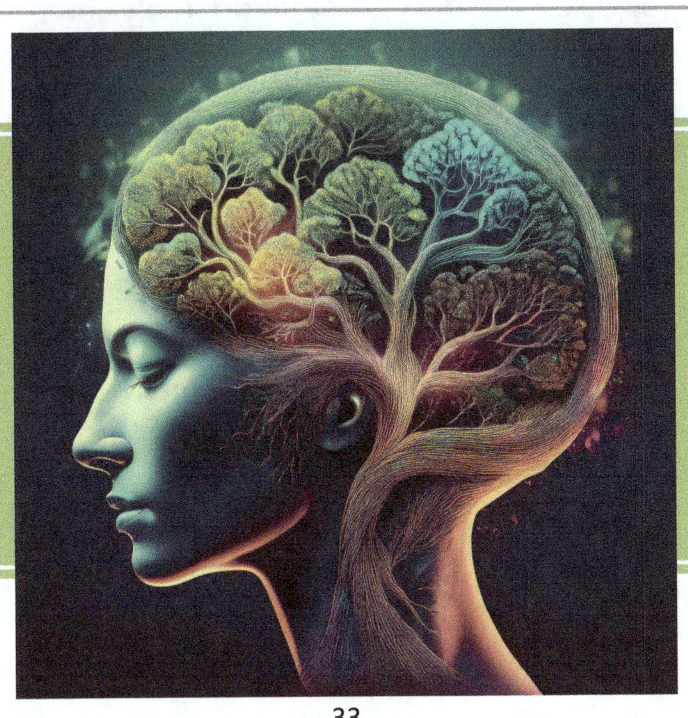

Beschreibung und wissenschaftliche Erklärung

Jeder von uns hat negative Gedanken – das ist ganz normal. Allerdings können diese Gedankenmuster oft unbewusst und automatisch ablaufen. Wenn sie zu häufig vorkommen, beeinträchtigen sie unsere Stimmung, unser Selbstvertrauen und unsere Energie. Es gibt zahlreiche wissenschaftliche Belege dafür, dass negative Denkmuster den Stress erhöhen und das allgemeine Wohlbefinden senken können. Studien zeigen, dass Menschen, die bewusst an der Umstrukturierung ihrer Gedanken arbeiten, glücklicher und stressresistenter sind.

Negative Gedanken entstehen oft aus alten Glaubenssätzen, Unsicherheiten oder Stress. Doch genau hier können wir eingreifen. Durch Achtsamkeit, kognitive Umstrukturierung und gezielte Reflexion kannst du lernen, negative Gedanken zu erkennen, zu hinterfragen und durch positive Alternativen zu ersetzen.

<u>**Schritt-für-Schritt-Anleitung**</u>

Hier sind konkrete Schritte, die dir dabei helfen, negative Gedanken zu reduzieren und durch konstruktivere Denkmuster zu ersetzen:

1. Erkenne den negativen Gedanken (Achtsamkeit):

Der erste Schritt besteht darin, überhaupt zu bemerken, wenn du einen negativen Gedanken hast. Häufig laufen diese Gedanken so automatisch ab, dass wir sie kaum wahrnehmen. Achte im Alltag darauf, wann negative Gedanken in deinem Kopf auftauchen. Notiere dir diese Gedanken vielleicht sogar in einem Notizbuch oder auf deinem Handy.

Beispiel: Du denkst „Ich schaffe das nie" oder „Ich bin nicht gut genug". Notiere dir diesen Gedanken, sobald er auftritt.

2. Frage dich: Ist dieser Gedanke wirklich wahr? (Hinterfragen):

Wenn du den negativen Gedanken identifiziert hast, stelle ihn in Frage. Überlege dir, ob der Gedanke wirklich wahr ist oder ob es sich um eine verzerrte Wahrnehmung handelt.

Beispiel: Frage dich: „Gibt es wirklich Beweise dafür, dass ich das nie schaffen werde? Oder habe ich das vielleicht schon einmal gemeistert?" In den meisten Fällen wirst du feststellen, dass der negative Gedanke eine Übertreibung oder ein verzerrtes Bild der Realität ist.

3. Ersetze den Gedanken durch eine positive Alternative (Umstrukturierung):

Nachdem du den negativen Gedanken hinterfragt hast, ersetze ihn bewusst durch einen positiven oder realistischeren Gedanken.

Beispiel: Anstelle von „Ich schaffe das nie" könntest du dir sagen: „Es ist herausfordernd, aber ich kann es schaffen, wenn ich mir Zeit gebe und Schritt für Schritt vorangehe."

4.Übe Dankbarkeit (Positiver Fokus):

Um deinen Geist auf das Positive zu fokussieren, ist eine tägliche Dankbarkeitspraxis sehr hilfreich. Jeden Abend kannst du dir 3 Dinge aufschreiben, für die du an diesem Tag dankbar bist. Diese Übung schärft dein Bewusstsein für die positiven Aspekte deines Lebens und hilft dir, negative Denkmuster loszulassen.

Beispiel: „Ich bin dankbar für das sonnige Wetter heute", „Ich bin dankbar für das gute Gespräch mit einem Freund", „Ich bin dankbar für meine Gesundheit."

5.Atme durch und schaffe Distanz (Abstand nehmen):

Wenn du dich mitten in einem negativen Gedankenkreislauf befindest, hilft es oft, kurz innezuhalten, tief durchzuatmen und emotional Abstand zu schaffen. Die 4-7-8-Atemtechnik (aus der ersten Übung) kann dir dabei helfen, dich zu beruhigen und die Kontrolle über deine Gedanken zurückzugewinnen.

Anleitung: Atme 4 Sekunden lang durch die Nase ein, halte den Atem 7 Sekunden an und atme dann 8 Sekunden lang durch den Mund aus. Wiederhole dies fünfmal.

Erfahrungsberichte und Tipps

Viele Menschen haben positive Veränderungen erlebt, nachdem sie begonnen haben, bewusst ihre negativen Gedanken zu hinterfragen und umzustrukturieren. Hier einige Rückmeldungen:

- **Julia, 29 Jahre:** „Ich war immer sehr selbstkritisch und habe ständig negative Gedanken über mich gehabt. Nachdem ich angefangen habe, meine Gedanken zu hinterfragen, habe ich gemerkt, dass viele davon gar nicht wahr sind. Es war wie ein Befreiungsschlag."
- **Lukas, 35 Jahre:** „Die Dankbarkeitsübung hat meinen Blick auf das Leben komplett verändert. Jetzt sehe ich viel mehr die kleinen positiven Dinge und bin weniger von den negativen Gedanken überwältigt."
- **Maria, 42 Jahre:** „Es ist erstaunlich, wie viel man durch einfache Atemtechniken erreichen kann. In stressigen Momenten hilft es mir, Abstand von meinen Sorgen zu gewinnen und die Dinge ruhiger anzugehen."

Tipp: Sei geduldig mit dir selbst. Negative Gedankenmuster haben sich oft über Jahre hinweg entwickelt. Es braucht Zeit und Übung, um sie zu ändern. Aber schon nach kurzer Zeit wirst du merken, dass du einen positiveren Umgang mit deinen Gedanken entwickelst.

Zusätzliche Varianten der Übung

Wenn du die Übung noch weiter ausbauen möchtest, hier einige alternative Ansätze:

1. **Negative Gedanken aufschreiben und „zerreißen":**
   Manchmal hilft es, die negativen Gedanken schriftlich festzuhalten und sie dann symbolisch zu zerstören. Schreibe sie auf ein Stück Papier und zerreiße es anschließend. Dieser physische Akt kann dir helfen, die Gedanken auch emotional loszulassen.

2. **Meditation und Achtsamkeit:** Regelmäßige Meditation kann dir dabei helfen, deine Gedanken besser zu beobachten und
negative Muster früher zu erkennen. Du
kannst mit einfachen geführten Meditationen beginnen, die dich in die Achtsamkeit
führen und helfen, einen neutralen Blick
auf deine Gedanken zu gewinnen.

3. **Mantra-Wiederholungen:** Ein einfaches,
positives Mantra, das du dir immer wieder
vorsagst, kann helfen, negative Gedanken
zu überlagern. Ein Beispiel wäre: „Ich bin
genug" oder „Ich habe die Kontrolle über
meine Gedanken". Wiederhole das Mantra
regelmäßig, vor allem in Momenten, in
denen negative Gedanken aufkommen.

Journaling für negative Gedanken

Eine weitere Methode, um deine Gedankenstruktur besser zu verstehen und negative Gedanken loszulassen, ist Journaling. Hier sind 10 Journaling-Fragen, die dir helfen können, negative Gedanken zu erkennen und umzustrukturieren:

1. Welche negativen Gedanken habe ich heute besonders oft gehabt?
2. In welchen Situationen tauchen diese Gedanken immer wieder auf?
3. Wie realistisch sind diese Gedanken, wenn ich sie genau hinterfrage?
4. Welche Beweise habe ich dafür, dass dieser negative Gedanke nicht stimmt?
5. Welcher positive oder realistischere Gedanke könnte diesen negativen ersetzen?
6. Was sind die größten Erfolge oder schönen Momente, die ich in den letzten Tagen erlebt habe?
7. Für welche drei Dinge bin ich heute besonders dankbar?
8. Welche Glaubenssätze über mich selbst halten mich zurück, und wie kann ich diese umwandeln?
9. Wie fühle ich mich, nachdem ich den negativen Gedanken umstrukturiert habe?
10. Wie hat sich mein Tag verändert, als ich mich auf das Positive konzentriert habe?

Das Journaling hilft dir, Muster zu erkennen und deine Fortschritte festzuhalten. Es ist ein kraftvolles Werkzeug, um langfristige Veränderungen zu erzielen.

Nächster Schritt: Umsetzung in deinen Alltag

Setze dir das Ziel, in den nächsten Tagen bewusst negative Gedanken zu hinterfragen und sie durch positive, konstruktive Alternativen zu ersetzen. Nutze das Journaling, um deine Fortschritte zu reflektieren und deine Gedanken schriftlich zu klären.

Im nächsten Kapitel werden wir uns mit der nächsten Übung beschäftigen, die dir dabei helfen wird, **dein Selbstbewusstsein zu stärken** und deine Energie weiter zu steigern.

Übung 3: Selbstbewusstsein stärken

Beschreibung und wissenschaftliche Erklärung

Selbstbewusstsein ist die Überzeugung, dass du die Fähigkeiten hast, Herausforderungen zu meistern und deine Ziele zu erreichen. Es hat sowohl psychologische als auch physiologische Auswirkungen. Menschen mit einem starken Selbstbewusstsein zeigen oft weniger Stress, sind widerstandsfähiger gegenüber Rückschlägen und haben ein höheres Energieniveau. Dies liegt daran, dass sie sich weniger von Selbstzweifeln oder negativen Gedanken hemmen lassen.

Studien belegen, dass Selbstbewusstsein eng mit Wohlbefinden, beruflichem Erfolg und sogar körperlicher Gesundheit zusammenhängt. Selbstbewusste Menschen neigen dazu, optimistischer zu sein und ihren Fokus auf das zu richten, was sie beeinflussen können, anstatt sich auf die Hindernisse zu konzentrieren.

Doch Selbstbewusstsein ist nicht angeboren. Es lässt sich durch gezielte Techniken entwickeln und festigen. In dieser Übung wirst du lernen, wie du durch kleine, alltägliche Maßnahmen dein Selbstbewusstsein steigern kannst.

<u>**Schritt-für-Schritt-Anleitung**</u>

Hier sind einfache Schritte, die dir dabei helfen, dein Selbstbewusstsein nachhaltig zu stärken:

1. Setze dir kleine, erreichbare Ziele (Selbstwirksamkeit):

Selbstbewusstsein entsteht durch das Erreichen von Zielen und Erfolgen. Setze dir jeden Tag kleine, realistische Ziele, die du sicher erreichen kannst. Dies kann so einfach sein wie das Beenden einer Aufgabe, die du vor dir hergeschoben hast, oder das Erledigen eines kurzen Trainings.

Beispiel: „Heute werde ich 10 Minuten lesen" oder „Heute werde ich diesen einen Anruf tätigen." Jedes Mal, wenn du ein Ziel erreichst, stärkst du dein Gefühl der Selbstwirksamkeit und damit auch dein Selbstbewusstsein.

2. Nutze positive Selbstgespräche (Affirmationen):

Selbstgespräche sind mächtig. Beginne damit, dir täglich positive Affirmationen zu sagen, um dein Selbstbild zu verbessern. Affirmationen sind positive Aussagen, die du dir immer wieder sagst, um dein Unterbewusstsein zu beeinflussen.

Beispiel für Affirmationen:

„Ich bin stark und kann alles erreichen."

„Ich vertraue mir und meinen Fähigkeiten."

„Ich bin genug, so wie ich bin."

3. Stelle dich regelmäßig kleinen Herausforderungen (Komfortzone verlassen):

Um dein Selbstbewusstsein zu stärken, ist es wichtig, regelmäßig deine Komfortzone zu verlassen. Diese Herausforderungen müssen nicht groß sein, aber sie sollten dich fordern.

Beispiel: „Heute werde ich mich bei einem Meeting zu Wort melden" oder „Heute werde ich eine neue Aktivität ausprobieren." Indem du dich diesen kleinen Herausforderungen stellst, wirst du lernen, dass du in der Lage bist, auch schwierige Situationen zu meistern.

4. Körperhaltung und nonverbale Signale (Power Posing):

Deine Körperhaltung kann dein Selbstbewusstsein unmittelbar beeinflussen. Forschungen zeigen, dass das Einnehmen einer „Power Pose" (eine offene, aufrechte Haltung) für nur 2 Minuten das Selbstbewusstsein und den Hormonspiegel verändern kann.

Power Pose: Stelle dich breitbeinig hin, die Hände in die Hüften gestützt oder in die Luft gestreckt. Halte diese Position für 2 Minuten. Dies erhöht nachweislich den Testosteronspiegel (verantwortlich für Dominanz und Selbstsicherheit) und senkt den Cortisolspiegel (Stresshormon).

5. Erstelle eine Liste deiner Stärken und Erfolge (Reflexion):

Oft neigen wir dazu, uns auf unsere Schwächen zu konzentrieren, anstatt auf unsere Stärken. Nimm dir einmal in der Woche bewusst Zeit, eine Liste mit all deinen Stärken und Erfolgen zu erstellen. Das kann dir helfen, deinen Fokus neu auszurichten und dich selbstbewusster zu fühlen.

Beispiel: „Ich habe diese Woche erfolgreich eine schwierige Aufgabe gelöst" oder „Ich bin gut darin, mich in stressigen Situationen zu beruhigen."

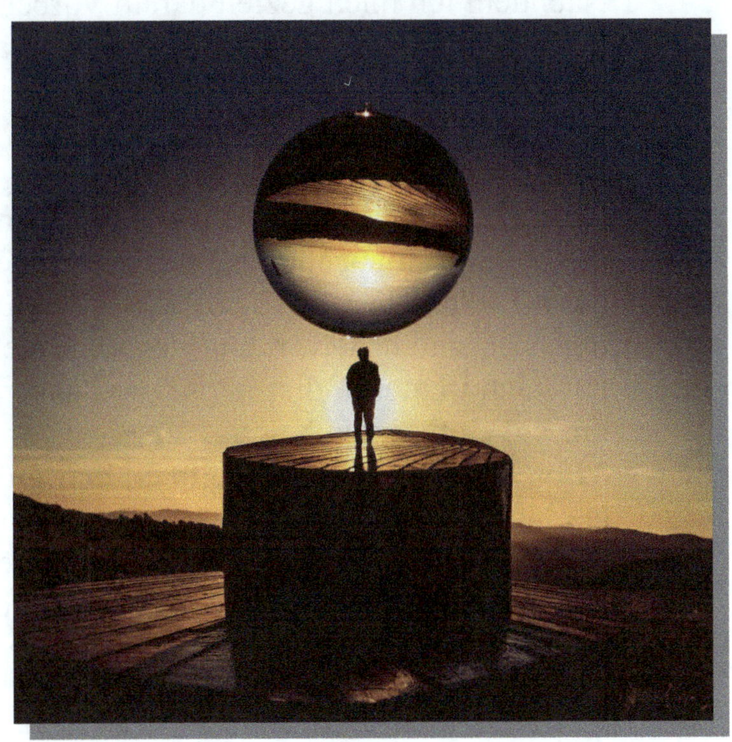

Erfahrungsberichte und Tipps

Viele Menschen berichten, dass bereits kleine Veränderungen in ihrem Alltag ihnen geholfen haben, ihr Selbstbewusstsein zu steigern. Hier sind einige Beispiele:

- **Stefan, 33 Jahre:** „Ich habe früher selten in Meetings gesprochen, weil ich dachte, ich hätte nichts Wichtiges beizutragen. Nachdem ich mich gezielt darauf vorbereitet und mir positive Affirmationen gesagt habe, wurde es einfacher. Jetzt melde ich mich regelmäßig zu Wort und habe viel mehr Vertrauen in meine Fähigkeiten."
- **Nina, 27 Jahre:** „Die Power Posing-Technik hat mir geholfen, mich vor wichtigen Gesprächen selbstbewusster zu fühlen. Vor einem Bewerbungsgespräch stelle ich mich immer in diese Pose, und das gibt mir ein Gefühl von Kontrolle."
- **Max, 41 Jahre:** „Was für mich den größten Unterschied gemacht hat, war die Liste meiner Stärken. Es ist erstaunlich, wie sehr man vergisst, was man schon alles erreicht hat, wenn man es sich nicht bewusst vor Augen führt."

Tipp: Mach dir bewusst, dass Selbstbewusstsein durch Übung wächst. Es wird Momente geben, in denen du dich unsicher fühlst – das ist normal. Wichtig ist, dass du die Techniken regelmäßig anwendest und dir Zeit gibst, positive Ergebnisse zu sehen.

---

10 Beispiele für positive Affirmationen

Affirmationen sind einfache, aber wirkungsvolle Werkzeuge, um dein Selbstbild zu verändern. Hier sind 10 Beispiele für Affirmationen, die du täglich wiederholen kannst, um dein Selbstbewusstsein zu stärken:

1. „Ich glaube an mich und meine Fähigkeiten.“
2. „Ich wachse mit jeder Herausforderung, die ich meistere.“
3. „Ich verdiene Erfolg und bin bereit, ihn zu empfangen.“
4. „Ich vertraue auf meine Stärken und Talente.“
5. „Fehler sind Gelegenheiten, um zu lernen und zu wachsen.“
6. „Ich bin stolz auf das, was ich bereits erreicht habe.“

7. „Ich bin mutig und stelle mich jeder Herausforderung.“

8. „Jeden Tag werde ich selbstbewusster und stärker.“

9. „Ich bin der Schöpfer meines eigenen Glücks.“

10.„Ich habe alles, was ich brauche, um erfolgreich zu sein.“

Du kannst diese Affirmationen jeden Morgen und Abend laut oder leise für dich wiederholen. Wichtig ist, dass du sie fühlst und wirklich an ihre Bedeutung glaubst.

Zusätzliche Varianten der Übung

Wenn du dein Selbstbewusstsein weiter stärken möchtest, hier noch ein paar zusätzliche Ansätze:

1. **Spiegel-Übung:** Schau dir jeden Morgen im Spiegel in die Augen und sage dir eine der oben genannten Affirmationen. Indem du dich dabei direkt ansiehst, verstärkst du den positiven Effekt.
2. **Visualisierung:** Nimm dir täglich ein paar Minuten Zeit, dir in Gedanken vorzustellen, wie du eine Herausforderung erfolgreich meisterst. Stelle dir vor, wie es sich anfühlt, wenn du souverän und selbstbewusst auftrittst.
3. **Fehler als Lernchancen sehen:** Selbstbewusste Menschen sehen Fehler nicht als Misserfolge, sondern als Gelegenheit, zu wachsen. Wenn etwas nicht nach Plan läuft, schreibe dir auf, was du daraus lernen kannst und wie es dich stärker macht.

Journaling für Selbstbewusstsein

Journaling ist auch hier ein wertvolles Werkzeug, um dein Selbstbewusstsein gezielt zu stärken. Hier sind 10 Journaling-Fragen, die dir helfen, dein Selbstbewusstsein aufzubauen:

1. Was habe ich heute gut gemacht?
2. Welche Herausforderungen habe ich diese Woche gemeistert?
3. Welche Fähigkeiten und Stärken helfen mir, meine Ziele zu erreichen?
4. Was schätze ich an mir selbst am meisten?
5. Wann habe ich mich das letzte Mal besonders selbstbewusst gefühlt?
6. Wie gehe ich mit Rückschlägen um, und wie kann ich aus ihnen lernen?
7. Welche Affirmationen haben mir in letzter Zeit geholfen, positiver über mich zu denken?
8. Was sind meine größten Erfolge in den letzten Monaten?
9. Auf welche Eigenschaften bin ich besonders stolz?
10. Wie kann ich mich morgen noch selbstbewusster fühlen?

Nächster Schritt: Umsetzung in deinen Alltag

Beginne damit, eine oder zwei der oben genannten Techniken in deinen Alltag zu integrieren. Wähle eine Affirmation, die dich besonders anspricht, oder versuche die Power Posing-Technik, bevor du in eine herausfordernde Situation gehst. Achte darauf, wie sich dein Selbstbewusstsein mit der Zeit verändert.

Im nächsten Kapitel werden wir uns mit der vierten Übung beschäftigen, die dir dabei hilft, **Stress abzubauen** und deine Resilienz zu stärken.

Übung 4:
Stress abbauen
und
Resilienz stärken

Beschreibung und wissenschaftliche Erklärung

Stress ist eine natürliche Reaktion unseres Körpers auf herausfordernde oder bedrohliche Situationen. Er aktiviert das sympathische Nervensystem, erhöht den Herzschlag, steigert die Atemfrequenz und schüttet Hormone wie Cortisol aus, die den Körper auf eine "Kampf-oder-Flucht"-Reaktion vorbereiten. Kurzfristig kann Stress sogar motivierend sein, um schwierige Aufgaben zu bewältigen. Langfristig aber führt er zu Erschöpfung, emotionalen Problemen und körperlichen Erkrankungen.

Wissenschaftliche Studien zeigen, dass dauerhafter Stress das Risiko für Herz-Kreislauf-Erkrankungen, Depressionen und Schlafstörungen erhöht. Aber es gibt Wege, den negativen Effekt von Stress zu reduzieren und gleichzeitig die persönliche Resilienz (Widerstandsfähigkeit) zu steigern. Resiliente Menschen sind besser in der Lage, mit Stress umzugehen und sich schneller von belastenden Erlebnissen zu erholen.

<u>**Schritt-für-Schritt-Anleitung**</u>

Hier sind einige wirkungsvolle Techniken, um Stress abzubauen und deine innere Widerstandskraft zu stärken:

1. **Atmung beruhigen (4-7-8-Atemtechnik):**

Atemübungen sind eine schnelle und einfache Methode, um dein Nervensystem zu beruhigen. Die 4-7-8-Atemtechnik ist besonders effektiv, da sie den Parasympathikus aktiviert, der für Entspannung sorgt.

Anleitung:

- Atme 4 Sekunden lang tief durch die Nase ein.
- Halte den Atem für 7 Sekunden an.
- Atme 8 Sekunden lang vollständig durch den Mund aus.
- Wiederhole diesen Zyklus mindestens fünfmal.

Diese Technik beruhigt Körper und Geist in stressigen Situationen sofort und reduziert den Cortisolspiegel.

2. Progressive Muskelentspannung (PMR):

Bei der progressiven Muskelentspannung spannst du bestimmte Muskelgruppen bewusst an und lässt die Spannung danach wieder los. Dies fördert die Tiefenentspannung und hilft, Verspannungen durch Stress abzubauen.

Anleitung:

- Setze oder lege dich bequem hin.
- Beginne mit deinen Füßen: Spanne die Muskeln für 5 Sekunden an, dann entspanne sie.
- Arbeite dich durch den ganzen Körper, von den Beinen über den Rücken bis hin zu Armen, Schultern und Gesicht.
- Achte darauf, die Entspannung bewusst wahrzunehmen.

3. Achtsamkeitsmeditation (Mindfulness):

Achtsamkeit bedeutet, den Moment bewusst wahrzunehmen, ohne ihn zu bewerten. Indem du regelmäßig Achtsamkeitsübungen praktizierst, lernst du, deine Gedanken zu beruhigen und emotionalen Abstand zu stressigen Situationen zu gewinnen.

Anleitung:

- Setze dich ruhig hin, schließe die Augen und konzentriere dich auf deine Atmung.
- Beobachte, wie der Atem in deinen Körper strömt und ihn wieder verlässt.
- Sollten Gedanken aufkommen, nimm sie wahr, aber lass sie weiterziehen, ohne auf sie einzugehen.
- Meditiere für 5-10 Minuten täglich, um deinen Geist zu beruhigen und Stress abzubauen.

4. Visualisierung positiver Szenarien (Mentales Training):

Visualisierung hilft dir, in stressigen Situationen Ruhe zu bewahren, indem du dir vorstellst, wie du Herausforderungen erfolgreich meisterst. Dein Gehirn kann den Unterschied zwischen realen und vorgestellten Ereignissen kaum erkennen, weshalb positive Visualisierungen sehr wirkungsvoll sind.

Anleitung:

- Schließe die Augen und stelle dir eine stressige Situation vor, in der du dich souverän und ruhig verhältst.
- Visualisiere, wie du die Situation erfolgreich bewältigst und das gewünschte Ergebnis erreichst.
- Nutze diese Technik, bevor du in stressige oder herausfordernde Situationen gehst, um dich mental darauf vorzubereiten.

5. Stressoren identifizieren und Prioritäten setzen (Selbstreflexion):

Stress entsteht oft durch Überforderung. Nimm dir regelmäßig Zeit, deine Stressquellen zu reflektieren und Prioritäten zu setzen. Was kannst du eliminieren? Was ist wirklich wichtig?

Anleitung:

- Schreibe eine Liste deiner aktuellen Stressoren auf.
- Frage dich: „Was kann ich ändern oder delegieren?" und „Was ist eigentlich nicht so wichtig, wie ich dachte?"
- Lerne, Nein zu sagen und deine Prioritäten klar zu setzen, um unnötigen Stress zu vermeiden.

Erfahrungsberichte und Tipps

Viele Menschen haben durch gezielte Stress-
abbau-Techniken positive Veränderungen in
ihrem Leben erfahren:

- **Anna, 32 Jahre:** „Ich war früher extrem
  gestresst durch meinen Job. Die progressive
  Muskelentspannung hat mir geholfen, die
  körperlichen Verspannungen loszuwerden.
  Gleichzeitig habe ich gelernt, achtsamer mit
  meinen Gedanken umzugehen, was mich
  emotional viel stabiler gemacht hat.“
- **Tom, 29 Jahre:** „Die Atemtechniken sind
  für mich Gold wert. Jedes Mal, wenn ich
  mich gestresst fühle, wende ich die 4-7-8-
  Atemtechnik an und spüre sofort, wie sich
  meine Nerven beruhigen. Das gibt mir ein
  Gefühl der Kontrolle, selbst in chaotischen
  Momenten.“
- **Lisa, 37 Jahre:** „Das Visualisieren hat mir
  besonders in schwierigen Meetings geholfen. Ich stelle mir immer vor, wie ich ruhig
  und souverän auftrete. Seitdem habe ich viel
  weniger Angst vor Stresssituationen.“

Tipp: Führe ein Stress-Tagebuch, um Muster zu erkennen. Schreibe auf, welche Situationen dich besonders stressen, und wie du sie erfolgreich bewältigt hast. Dies hilft dir, langfristig bewusster mit Stress umzugehen.

---

10 effektive Wege, um im Alltag Stress zu reduzieren

Neben den Haupttechniken gibt es viele kleine Gewohnheiten, die dir helfen können, Stress im Alltag zu minimieren. Hier sind 10 Beispiele:

1. Mache regelmäßige Pausen, um dich mental zu erholen.
2. Reduziere deine Bildschirmzeit, vor allem abends.
3. Bewege dich täglich an der frischen Luft, um deinen Kopf freizubekommen.
4. Halte deinen Arbeitsplatz organisiert, um unnötigen Stress zu vermeiden.
5. Ernähre dich ausgewogen, um deinem Körper die Nährstoffe zu geben, die er braucht.
6. Plane feste Entspannungszeiten ein (z.B. Yoga oder Lesen).
7. Führe eine tägliche Dankbarkeitspraxis, um deinen Fokus auf das Positive zu lenken.
8. Stelle klare Grenzen zwischen Arbeit und Freizeit.
9. Schlafe ausreichend, um deinen Körper zu regenerieren.

10. Suche das Gespräch mit Freunden oder
    Familie, wenn du dich gestresst fühlst.

Diese einfachen, aber effektiven Ansätze können dir helfen, einen stressfreieren Alltag zu
gestalten.

Journaling zur Stressbewältigung

Auch Journaling kann dir helfen, besser mit Stress umzugehen, indem du deine Gedanken sortierst und reflektierst. Hier sind 10 Journaling-Fragen, die dir helfen, deine Stressquellen zu identifizieren und Lösungen zu finden:

1. Welche Situationen lösen bei mir regelmäßig Stress aus?
2. Wie reagiere ich körperlich und emotional auf Stress?
3. Welche Gedanken habe ich in stressigen Momenten?
4. Was hat mir in der Vergangenheit geholfen, Stress zu bewältigen?
5. Welche kleinen Schritte kann ich unternehmen, um Stress abzubauen?
6. Welche meiner täglichen Gewohnheiten verstärken den Stress, und wie kann ich sie ändern?
7. Wie kann ich besser mit unerwarteten Stressfaktoren umgehen?
8. Welche Aufgaben kann ich priorisieren oder delegieren, um Stress zu verringern?
9. Wann habe ich mich in letzter Zeit besonders entspannt gefühlt, und wie kann ich das öfter erreichen?

10. Wie kann ich mich selbst besser unterstützen, wenn ich unter Stress stehe?

Das Journaling hilft dir, strukturiert über deine Stressquellen nachzudenken und neue Strategien zu entwickeln, um gelassener mit ihnen umzugehen.

Nächster Schritt: Umsetzung in deinen Alltag

Wähle eine oder mehrere der oben genannten Techniken und integriere sie in deinen Alltag. Beobachte, wie sich dein Stresspegel verändert, und reflektiere deine Fortschritte im Journaling. Schon kleine Änderungen können eine große Wirkung haben.

Im nächsten Kapitel werden wir uns mit der fünften Übung beschäftigen, die sich auf die Steigerung deiner **körperlichen Energie** konzentriert – ein entscheidender Faktor für dein Wohlbefinden und deine Leistungsfähigkeit.

Übung 5:

Körperliche Energie steigern

Beschreibung und wissenschaftliche Erklärung

Regelmäßige Bewegung wirkt sich positiv auf fast alle Aspekte deines Lebens aus. Sie verbessert nicht nur die körperliche Gesundheit, sondern auch die Stimmung und den mentalen Fokus. Sport und körperliche Aktivität führen zur Ausschüttung von Endorphinen, die als „Glückshormone" bekannt sind. Diese reduzieren Stress und steigern das allgemeine Wohlbefinden.

Darüber hinaus wird durch Bewegung der Kreislauf angeregt, was zu einer besseren Sauerstoffversorgung der Zellen führt. Dies erhöht die allgemeine Energie und Vitalität. Wissenschaftliche Studien belegen auch, dass Menschen, die regelmäßig Sport treiben, ein höheres Selbstbewusstsein und mehr Lebenszufriedenheit verspüren.

Es gibt viele Möglichkeiten, Bewegung in deinen Alltag zu integrieren – und du musst dafür nicht gleich einen Marathon laufen. Selbst kurze, gezielte Übungen können große Effekte auf dein Energieniveau haben.

Schritt-für-Schritt-Anleitung

Hier sind einige wirkungsvolle Übungen und Strategien, um deine körperliche Energie zu steigern:

1. Tägliche Bewegungseinheiten (Micro-Workouts):

Du musst nicht stundenlang trainieren, um von den Vorteilen der Bewegung zu profitieren. Stattdessen kannst du kurze, intensive Einheiten (5-10 Minuten) in deinen Alltag integrieren. Diese „Micro-Workouts" können so einfach sein wie ein kurzer Spaziergang, ein paar Kniebeugen oder Stretching.

Beispiel:

- Beginne deinen Tag mit 10 Minuten Bewegung – das kann ein kurzer Spaziergang, ein paar Liegestütze oder eine Yoga-Einheit sein. Diese morgendliche Routine bringt deinen Kreislauf in Schwung und versorgt deinen Körper mit frischem Sauerstoff.

2. Kraftübungen zur Steigerung der Vitalität:

Krafttraining stärkt nicht nur die Muskeln, sondern verbessert auch deine Ausdauer und gibt dir langfristig mehr Energie. Es fördert außerdem den Stoffwechsel, was dir hilft, dich den ganzen Tag über wacher zu fühlen.

Beispiel für eine einfache Routine:

- **Kniebeugen (Squats):** 2 Sätze à 15 Wiederholungen.

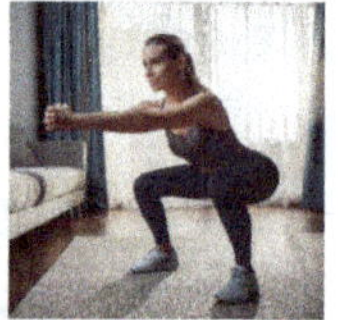

- **Liegestütze (Push-Ups):** 2 Sätze à 10-15 Wiederholungen.

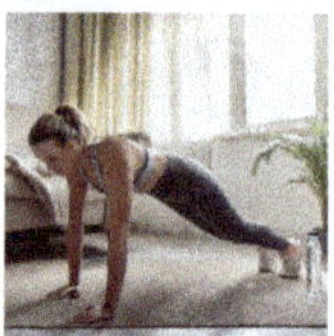

- **Plank (Unterarmstütz):** 2 Durchgänge à 30 Sekunden.

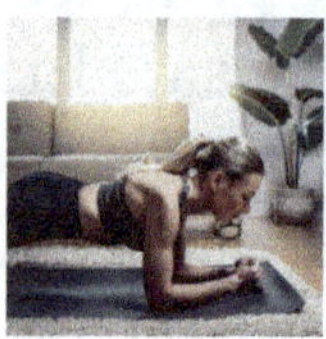

Diese kurzen Einheiten lassen sich leicht in deinen Tagesablauf integrieren, um deine körperliche und mentale Stärke zu fördern.

3. Ausdauersport (Cardio) für mehr Energie:

Ausdauertraining, wie Laufen, Radfahren oder Schwimmen, verbessert die Herz-Kreislauf-Funktion und erhöht die Sauerstoffzufuhr im Körper. Dies führt zu einer verbesserten Energieproduktion und unterstützt dich dabei, den ganzen Tag über wach und leistungsfähig zu bleiben.

Beispiel: Starte mit einem 20-minütigen Spaziergang, einer lockeren Joggingrunde oder einer Fahrradtour. Wichtig ist, dass du dich regelmäßig bewegst und das Ausdauertraining schrittweise in deinen Alltag einbaust.

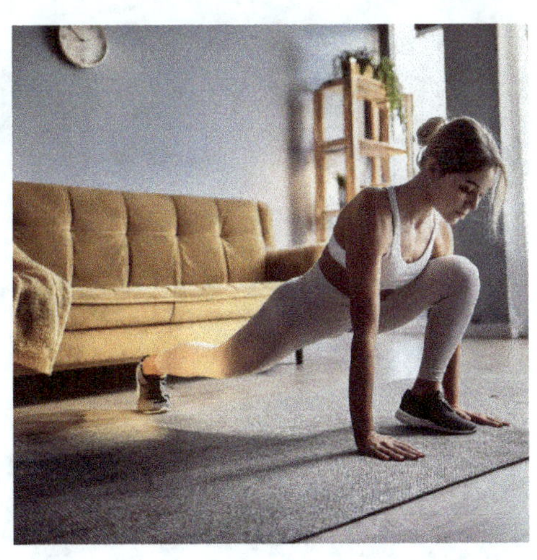

4. Bewegungspausen im Alltag (Aktiver Lebensstil):

Viele Menschen verbringen den Großteil ihres Tages im Sitzen, was langfristig zu Erschöpfung und Verspannungen führt. Um dem entgegenzuwirken, baue Bewegungspausen in deinen Alltag ein.

Beispiel: Stehe jede Stunde auf und bewege dich für 5 Minuten. Das kann ein kurzer Gang durch die Wohnung sein oder ein paar Dehnübungen am Schreibtisch. Bewegungspausen helfen dir, Energie zu tanken und die Konzentration zu steigern.

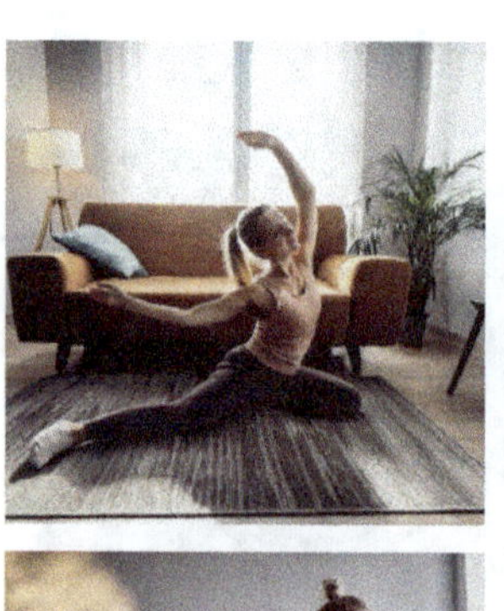
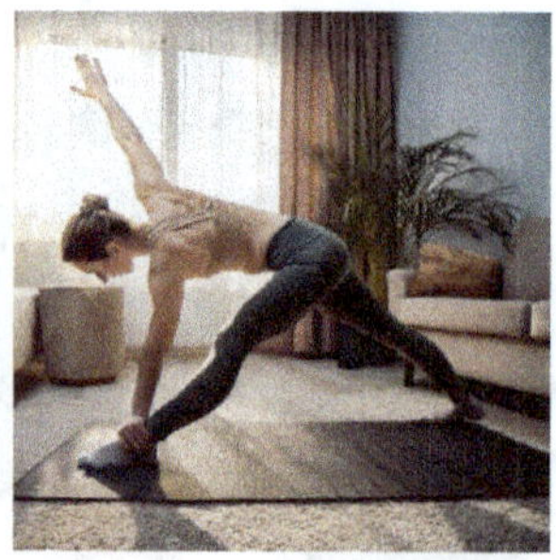
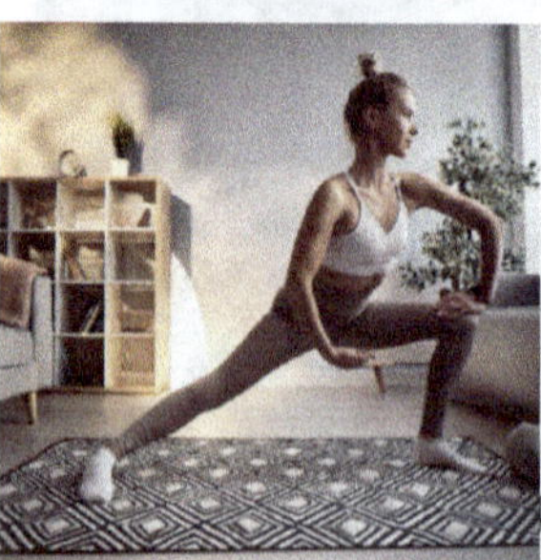
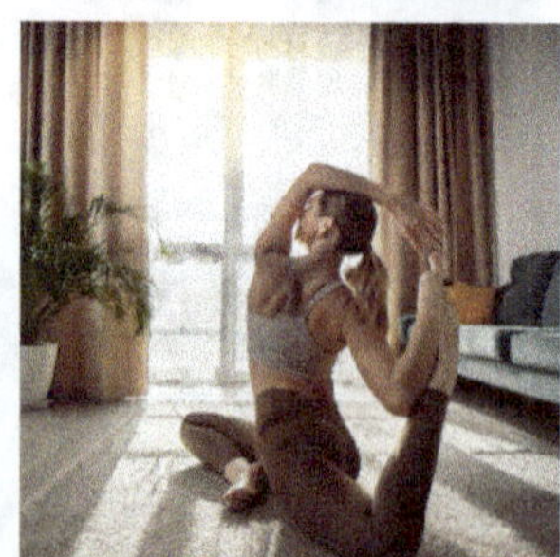

5. Dehnen und Flexibilität verbessern (Stretching):

Regelmäßiges Dehnen fördert die Durchblutung, verbessert die Beweglichkeit und beugt Verspannungen vor. Es hilft auch, die Muskeln zu entspannen, was insbesondere nach langem Sitzen oder intensiver körperlicher Aktivität wichtig ist.

Beispiel für eine Stretching-Routine:

- **Nackenstreckung:** Senke den Kopf langsam nach vorne und halte die Position für 20 Sekunden.
- **Beinrückseiten dehnen:** Stelle dich aufrecht hin, beuge dich nach vorne und versuche, deine Zehen zu berühren. Halte diese Position für 20 Sekunden.
- **Schulterkreisen:** Führe kreisende Bewegungen mit deinen Schultern aus, um Verspannungen zu lösen.

Erfahrungsberichte und Tipps

Viele Menschen haben festgestellt, dass selbst kleine Bewegungsgewohnheiten zu einer signifikanten Verbesserung ihrer Energie und ihres Wohlbefindens führen. Hier sind einige Erfahrungen:

- **Sarah, 30 Jahre:** „Ich habe nie viel Sport gemacht, aber seitdem ich jeden Morgen 10 Minuten Yoga praktiziere, fühle ich mich viel energiegeladener. Es bringt meinen Körper in Schwung und hilft mir, den Tag mit einer positiven Einstellung zu beginnen."
- **Paul, 45 Jahre:** „Ich arbeite den ganzen Tag am Schreibtisch, und nachmittags bin ich oft völlig erschöpft. Seitdem ich stündlich kurze Bewegungspausen einlege, fühle ich mich den ganzen Tag über wacher. Selbst ein kurzer Gang um den Block wirkt Wunder."
- **Miriam, 28 Jahre:** „Das Krafttraining hat mir geholfen, mich körperlich stärker zu fühlen, was mir auch mental viel Selbstvertrauen gibt. Schon wenige Minuten reichen, um einen Unterschied zu spüren."

Tipp: Höre auf deinen Körper. Wenn du dich müde fühlst, überfordere dich nicht, sondern fange mit kleinen, angenehmen Bewegungseinheiten an. Dein Körper wird dir danken, indem er dir mehr Energie zurückgibt.

10 einfache Möglichkeiten, um mehr Bewegung in deinen Alltag zu integrieren

Hier sind 10 einfache Methoden, um deinen Alltag aktiver zu gestalten und mehr körperliche Energie zu gewinnen:

1. Treppen statt Aufzug nehmen.
2. Eine Haltestelle früher aussteigen und den Rest zu Fuß gehen.
3. Eine kurze Yoga-Session vor dem Schlafengehen.
4. Stehschreibtisch verwenden oder im Stehen telefonieren.
5. Mit dem Fahrrad zur Arbeit fahren.
6. Abends einen Spaziergang machen, anstatt sich direkt aufs Sofa zu legen.
7. Morgens 10 Minuten Dehnübungen oder Stretching durchführen.
8. Einen Tanzkurs oder andere spaßige Aktivitäten ausprobieren.
9. Gemeinsam mit Freunden oder Familie aktiv sein (z.B. Spaziergänge oder Sport).
10. Einen Schrittzähler benutzen, um dich zu motivieren, mehr zu gehen.

Journaling zur Förderung körperlicher Energie

Auch Journaling kann dir helfen, deine körperliche Energie gezielt zu steigern, indem du deine Fortschritte festhältst und reflektierst. Hier sind 10 Journaling-Fragen, die dir helfen können:

1. Wie fühle ich mich nach einer Bewegungseinheit körperlich und mental?
2. Welche Art von Bewegung gibt mir die meiste Energie?
3. Wie oft bewege ich mich täglich und wie kann ich das steigern?
4. Welche Hindernisse halten mich davon ab, mich mehr zu bewegen?
5. Was kann ich heute tun, um aktiver zu sein?
6. Wie verändert Bewegung meine Stimmung?
7. Welche körperlichen Veränderungen bemerke ich durch regelmäßige Bewegung?
8. Wie viel Energie habe ich im Vergleich zu Tagen, an denen ich mich nicht bewege?

9. Was motiviert mich, am Ball zu bleiben, wenn ich mal keine Lust auf Bewegung habe?
10. Wie kann ich in stressigen Phasen trotzdem Bewegung in meinen Alltag integrieren?

Diese Fragen helfen dir dabei, einen bewussteren Umgang mit Bewegung zu entwickeln und deine Energie nachhaltig zu steigern.

Nächster Schritt: Umsetzung in deinen Alltag

Integriere eine der oben genannten Techniken in deinen Alltag. Wähle eine Routine, die dir Spaß macht, und beobachte, wie sich deine Energie mit der Zeit verändert. Denke daran, dass es keine intensiven Workouts sein müssen – schon kleine Bewegungen haben große Wirkung.

Im nächsten Kapitel beschäftigen wir uns mit der **sechsten Übung**, die darauf abzielt, deine **Konzentrationsfähigkeit** zu steigern, um deinen Fokus und deine Produktivität im Alltag zu verbessern.

Übung 6:
Konzentration und
Fokus steigern

Beschreibung und wissenschaftliche Erklärung

Konzentration ist die Fähigkeit, deine Gedanken und Energie auf eine bestimmte Aufgabe zu lenken und dabei Ablenkungen zu vermeiden. Wenn du dich fokussierst, erreichst du nicht nur mehr in kürzerer Zeit, sondern auch mit höherer Qualität. Leider ist es oft so, dass ständige Ablenkungen – sei es durch soziale Medien, E-Mails oder Gedanken – unseren Fokus zerstreuen und uns ermüden.

Studien zeigen, dass ständige Unterbrechungen die Produktivität deutlich verringern und die Fähigkeit mindern, tief in eine Aufgabe einzutauchen (auch „Deep Work" genannt). Doch genauso wie andere mentale Fähigkeiten kann auch die Konzentration trainiert und verbessert werden. Ein klarer, ruhiger Geist ist nicht nur leistungsfähiger, sondern auch weniger anfällig für Stress.

Schritt-für-Schritt-Anleitung

Hier sind einige wirkungsvolle Techniken, um deine Konzentrationsfähigkeit zu verbessern:

1. Die Pomodoro-Technik (Zeitmanagement-Methode):

Diese Methode ist einfach und effektiv, um deine Konzentration zu steigern, indem du in kurzen, produktiven Zeitabschnitten arbeitest, gefolgt von regelmäßigen Pausen. Du verhinderst so mentale Erschöpfung und erhöhst deine Effizienz.

Anleitung:

- Stelle einen Timer auf 25 Minuten (einen „Pomodoro“).
- Arbeite fokussiert an einer Aufgabe, ohne Unterbrechungen.
- Wenn der Timer klingelt, mache 5 Minuten Pause.
- Wiederhole diesen Zyklus viermal und nimm dann eine längere Pause von 15-30 Minuten.

Diese Technik hilft, Ablenkungen zu minimieren und deine mentale Ausdauer zu stärken.

2. Fokussierte Atmung (Konzentrations-übung):

Atemübungen sind eine hervorragende Möglichkeit, deinen Geist zu beruhigen und deine Aufmerksamkeit auf den gegenwärtigen Moment zu lenken. Dies ist besonders nützlich, wenn du abgelenkt oder gestresst bist.

Anleitung:

- Setze dich aufrecht hin, schließe die Augen und konzentriere dich auf deinen Atem.
- Atme langsam durch die Nase ein und durch den Mund aus.
- Zähle innerlich bis vier beim Einatmen, halte den Atem für vier Sekunden an, und zähle wieder bis vier beim Ausatmen.
- Übe diese Technik für 5-10 Minuten, um deinen Geist zu klären und die Konzentration zu schärfen.

Diese Übung beruhigt den Geist und verbessert den Fokus.

3. **Multitasking vermeiden (Single-Tasking üben):**

Multitasking wird oft als produktiv betrachtet, führt aber in Wirklichkeit zu ständigen Wechseln der Aufmerksamkeit, was die Effizienz stark verringert. Stattdessen solltest du dich auf eine Aufgabe konzentrieren und sie in einem Zug erledigen.

Anleitung:

- Wähle eine wichtige Aufgabe aus und arbeite ausschließlich an dieser, ohne zwischendurch E-Mails, Nachrichten oder andere Ablenkungen zu prüfen.
- Wenn du abgelenkt wirst, notiere die Ablenkung auf einem Zettel, um sie später zu bearbeiten.
- Arbeite bewusst an der Aufgabe, bis sie abgeschlossen ist, bevor du zur nächsten übergehst.

4. **Geplante Pausen (aktive Erholung):**

Pausen sind ein wichtiger Teil der Konzentration, denn sie verhindern Überlastung und ermöglichen es deinem Gehirn, neue Energie zu tanken. Plane also regelmäßige Pausen ein, um konzentriert zu bleiben.

Anleitung:

- Setze dir bewusst Pausen nach 45-60 Minuten Arbeit. Nutze diese Pausen, um dich zu bewegen, frische Luft zu schnappen oder zu dehnen.
- Diese geplanten Pausen helfen dir, die Konzentration über längere Zeiträume aufrechtzuerhalten.

5. Visualisierung und Fokussierung der Gedanken (Mentales Training):

Visualisierungstechniken sind hilfreich, um Ablenkungen zu minimieren und den Fokus auf ein klares Ziel zu richten. Indem du dir dein Ziel bildlich vorstellst, schärfst du deine Aufmerksamkeit auf das, was wirklich wichtig ist.

Anleitung:

- Schließe die Augen und stelle dir vor, wie du deine aktuelle Aufgabe erfolgreich erledigst.
- Stelle dir das Endergebnis und den Prozess genau vor, während du die Aufgabe konzentriert angehst.
- Diese Technik hilft dir, die Gedanken klar zu halten und motiviert dich, fokussiert zu bleiben.

Erfahrungsberichte und Tipps

Viele Menschen, die an ihrer Konzentration arbeiten, berichten von gesteigerter Produktivität und einem klareren Kopfgefühl:

- **Johanna, 34 Jahre:** „Die Pomodoro-Technik hat meine Arbeitsweise komplett verändert. Ich merke, dass ich in 25 Minuten so viel schaffe, wie früher in einer Stunde, weil ich einfach keine Ablenkungen mehr zulasse."
- **Ben, 29 Jahre:** „Ich habe immer versucht, mehrere Dinge gleichzeitig zu tun, aber das hat nur zu Stress geführt. Jetzt mache ich alles nacheinander und bin nicht nur effizienter, sondern auch weniger gestresst."
- **Lisa, 42 Jahre:** „Durch die Atemübungen kann ich mich sehr schnell wieder fokussieren, wenn ich mich in einem Gedankenkreislauf verliere. Es ist erstaunlich, wie einfach das ist und doch so viel bringt."

Tipp: Vermeide Multitasking bewusst und belohne dich nach erfolgreicher Fokussierung auf eine Aufgabe. Diese kleinen positiven

Verstärkungen helfen dir, die Konzentrationsgewohnheiten langfristig beizubehalten.

10 einfache Wege, um die Konzentration im Alltag zu steigern

Hier sind 10 praktische Ansätze, um deinen Fokus im Alltag zu schärfen:

1. Vermeide Ablenkungen, indem du dein Handy in den Flugmodus schaltest.
2. Nutze Geräuschreduzierende Kopfhörer oder beruhigende Musik, um die Umgebung auszublenden.
3. Schreibe am Morgen eine To-Do-Liste mit den drei wichtigsten Aufgaben des Tages.
4. Übe regelmäßig Meditation oder Achtsamkeit.
5. Halte deinen Arbeitsplatz sauber und minimalistisch, um Reizüberflutung zu vermeiden.
6. Setze dir konkrete Zeitlimits für Aufgaben.
7. Vermeide schwere, fettige Mahlzeiten während des Arbeitstages, um einem Energietief vorzubeugen.
8. Stelle dir Wasser oder gesunde Snacks bereit, um deinen Körper fit zu halten.

9. Nimm dir vor wichtigen Aufgaben ein
   paar Minuten Zeit für eine bewusste Atmung.
10. Übe Geduld – Konzentration ist eine Fähigkeit, die mit der Zeit wächst.

Journaling zur Steigerung der Konzentration

Das Führen eines Journals kann dir helfen, deine Fortschritte bei der Konzentration zu verfolgen und herauszufinden, was gut funktioniert. Hier sind 10 Journaling-Fragen, die dich dabei unterstützen:

1. Bei welchen Aufgaben habe ich heute die meiste Konzentration verspürt?
2. Was lenkt mich häufig ab, und wie kann ich diese Ablenkungen minimieren?
3. Welche Techniken haben mir geholfen, mich heute besser zu konzentrieren?
4. Wann habe ich heute die beste mentale Klarheit gespürt?
5. Wie fühle ich mich nach einer fokussierten Arbeitsphase?
6. Wie wirkt sich mein Energielevel auf meine Konzentration aus?
7. Welche Gedanken schweifen während der Arbeit ab, und wie kann ich sie besser kontrollieren?

8. Wie beeinflusst meine Umgebung meinen Fokus?
9. Was sind die größten Herausforderungen für meine Konzentration?
10. Wie kann ich meine Konzentration morgen noch weiter verbessern?

Nächster Schritt: Konzentration in den Alltag integrieren

Wähle eine der oben genannten Techniken aus und integriere sie in deinen Tagesablauf. Beginne mit kleinen Schritten – z.B. die Pomodoro-Technik für eine Stunde pro Tag – und beobachte, wie sich deine Konzentration über die Zeit verbessert.

Im nächsten Kapitel beschäftigen wir uns mit der **siebten Übung**, die dir dabei helfen wird, deine **Schlafqualität zu verbessern** – ein entscheidender Faktor für Energie und Wohlbefinden.

Übung 7: Schlafqualität verbessern

Beschreibung und wissenschaftliche Erklärung

Schlaf ist ein Grundpfeiler unserer Gesundheit. Während du schläfst, regeneriert sich dein Körper, das Gehirn verarbeitet Informationen, und das Immunsystem wird gestärkt. Studien zeigen, dass ein regelmäßiger, tiefer Schlaf die Gedächtnisleistung verbessert, Stress abbaut und die körperliche Energie steigert.

Schlafstörungen oder ein Mangel an Schlaf hingegen können zu ernsthaften gesundheitlichen Problemen führen, darunter verminderte Konzentration, ein geschwächtes Immunsystem, Stimmungsschwankungen und langfristig sogar Herz-Kreislauf-Erkrankungen. Wichtig ist nicht nur die Dauer des Schlafs, sondern auch die Qualität – wie gut du tatsächlich erholst.

Schritt-für-Schritt-Anleitung

Hier sind einige wirksame Techniken, um deine Schlafqualität zu verbessern und deinen Körper optimal zu regenerieren:

1. Schlafroutine etablieren:

Regelmäßige Schlafenszeiten helfen deinem Körper, einen festen Rhythmus zu entwickeln. Dein Gehirn lernt dadurch, wann es Zeit ist, sich zu entspannen und wann es aktiv sein soll.

Anleitung:

- Lege feste Zeiten fest, zu denen du ins Bett gehst und aufstehst – auch am Wochenende. Dein Körper wird sich allmählich an diesen Rhythmus gewöhnen und du wirst leichter einschlafen und aufwachen.
- Versuche, mindestens 7-8 Stunden Schlaf pro Nacht einzuplanen.

2. Bildschirmzeit vor dem Schlafen reduzieren:

Das blaue Licht von Bildschirmen (Smartphone, Laptop, Fernseher) unterdrückt die Produktion von Melatonin, dem Hormon, das deinen Schlaf-Wach-Rhythmus steuert. Das führt dazu, dass du schwerer einschlafen kannst.

Anleitung:

- Vermeide Bildschirme mindestens eine Stunde vor dem Schlafengehen.
- Stattdessen kannst du entspannende Aktivitäten wie Lesen, Tagebuchschreiben oder Meditation ausprobieren, um dich auf den Schlaf vorzubereiten.

3. **Entspannungsrituale vor dem Schlafen:**

Entspannungstechniken helfen deinem Körper, in den „Schlafmodus" zu wechseln. Sie signalisieren dem Gehirn, dass der Tag zu Ende geht und es Zeit ist, loszulassen.

Anleitung:

- Probiere Atemübungen, progressive Muskelentspannung oder eine Meditation, um Körper und Geist zu beruhigen.
- Eine warme Dusche oder ein entspannendes Bad vor dem Schlafengehen kann ebenfalls Wunder wirken, um Stress abzubauen.

4. Schlaffreundliche Umgebung schaffen:

Dein Schlafzimmer sollte eine Oase der Ruhe sein. Faktoren wie Licht, Lärm und Temperatur haben einen großen Einfluss auf die Qualität deines Schlafs.

Anleitung:

- Halte dein Schlafzimmer kühl (ca. 18-20°C) und dunkel. Verwende, wenn nötig, eine Schlafmaske oder Verdunkelungsvorhänge.
- Vermeide Lärmquellen oder nutze ein weißes Rauschen, um störende Geräusche zu übertönen.
- Stelle sicher, dass dein Bett bequem ist und deine Schlafposition deine Wirbelsäule unterstützt.

5. Achtsamkeit und Journaling zur Förderung des Schlafs:

Viele Menschen liegen abends im Bett und können nicht einschlafen, weil ihre Gedanken kreisen. Achtsamkeit und Journaling können helfen, den Geist zu klären und den Kopf vor dem Schlafengehen „freizumachen".

Anleitung:

- Schreibe abends auf, was dir durch den Kopf geht – ob Sorgen, Aufgaben für den nächsten Tag oder Gedanken, die dich beschäftigen. Indem du diese auf Papier bringst, entlastest du deinen Geist.
- Achtsamkeitsübungen wie das bewusste Wahrnehmen deines Atems oder eine Dankbarkeitsliste können helfen, dich auf positive Dinge zu konzentrieren und in einen ruhigen Zustand zu versetzen.

Erfahrungsberichte und Tipps

Hier sind einige Erfahrungsberichte von Menschen, die ihre Schlafqualität durch gezielte Veränderungen verbessern konnten:

- **Anna, 32 Jahre:** „Früher hatte ich immer Probleme, abzuschalten, besonders nach einem stressigen Arbeitstag. Seitdem ich eine feste Abendroutine eingeführt habe, fällt es mir viel leichter, einzuschlafen. Ich meditiere jeden Abend 10 Minuten und schreibe auf, wofür ich dankbar bin – das macht einen großen Unterschied."
- **Max, 38 Jahre:** „Ich wusste nicht, wie sehr mein Handy meinen Schlaf beeinträchtigt hat, bis ich aufgehört habe, abends darauf zu schauen. Ich versuche jetzt, ab 21 Uhr keinen Bildschirm mehr zu benutzen, und seitdem schlafe ich tiefer und wache erfrischter auf."
- **Sophie, 29 Jahre:** „Eine kühle und dunkle Schlafumgebung war für mich der Schlüssel. Früher war es in meinem Schlafzimmer oft zu warm, und ich habe ständig unruhig geschlafen. Seit ich das geändert habe, fühle ich mich morgens viel energiegeladener."

Tipp: Führe eine Schlafroutine Schritt für Schritt ein und finde heraus, was für dich am besten funktioniert. Nicht jede Technik passt zu jedem – teste verschiedene Methoden und beobachte, welche dir die größte Entspannung bringt.

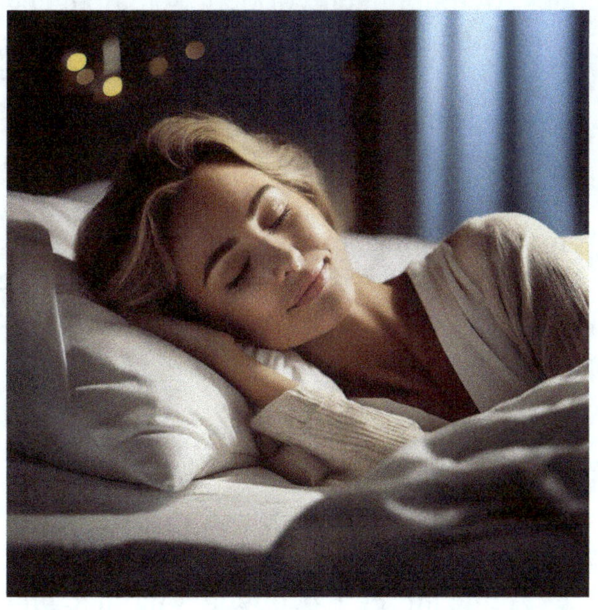

10 einfache Wege, um deine Schlafqualität zu verbessern

Hier sind 10 praktische Ansätze, die dir helfen können, besser zu schlafen:

1. Halte dich an einen festen Schlafrhythmus – auch am Wochenende.
2. Reduziere Koffein und schwere Mahlzeiten am Abend.
3. Nutze Entspannungstechniken wie Meditation oder Atemübungen vor dem Schlafengehen.
4. Schaffe eine ruhige und dunkle Schlafumgebung.
5. Vermeide alkoholische Getränke vor dem Schlafen, da sie den Schlafrhythmus stören können.
6. Führe ein Schlafjournal, um herauszufinden, welche Faktoren deinen Schlaf beeinflussen.
7. Bewege dich tagsüber ausreichend, aber vermeide intensives Training kurz vor dem Schlafengehen.
8. Nutze ätherische Öle wie Lavendel, die beruhigend wirken können.
9. Reduziere den Konsum von Bildschirmen mindestens eine Stunde vor dem Schlafengehen.
10. Achte auf eine bequeme Matratze und Kissen, die deinen Schlaf unterstützen.

Journaling zur Verbesserung der Schlafqualität

Journaling kann dir helfen, deine Schlafgewohnheiten zu reflektieren und festzustellen, welche Faktoren deinen Schlaf beeinflussen. Hier sind 10 Journaling-Fragen, die dir dabei helfen können:

1. Wie habe ich mich heute beim Aufwachen gefühlt?
2. Wie viele Stunden Schlaf habe ich letzte Nacht bekommen?
3. Was habe ich am Abend gemacht, das meinen Schlaf positiv oder negativ beeinflusst hat?
4. Welche Gedanken haben mich vor dem Einschlafen beschäftigt?
5. Welche Entspannungstechniken haben mir geholfen, einzuschlafen?
6. Wie war die Temperatur und Atmosphäre in meinem Schlafzimmer?
7. Habe ich heute Abend Koffein, Alkohol oder schwere Mahlzeiten konsumiert?
8. Was könnte ich morgen Abend anders machen, um besser zu schlafen?
9. Welche positiven Gedanken oder Erfahrungen kann ich mit in den Schlaf nehmen?

10. Wie fühle ich mich mental und körperlich nach einer guten oder schlechten
Nacht?

Diese Fragen helfen dir, die Zusammenhänge
zwischen deinen Schlafgewohnheiten und deinem Wohlbefinden besser zu verstehen und
Anpassungen vorzunehmen, um erholsamer zu
schlafen.

**Nächster Schritt: Umsetzung in deinen All-
tag**

Wähle eine oder mehrere Techniken aus und
integriere sie in deine Abendroutine. Beobachte, wie sich deine Schlafqualität und dein
Energieniveau im Laufe der Zeit verbessern.

Im nächsten Kapitel beschäftigen wir uns mit
der **achten Übung**, die darauf abzielt, deine
**soziale Verbindung und emotionale Ge-
sundheit** zu stärken, um dich rundum wohl
und erfüllt zu fühlen.

Übung 8:
Soziale Verbindungen stärken

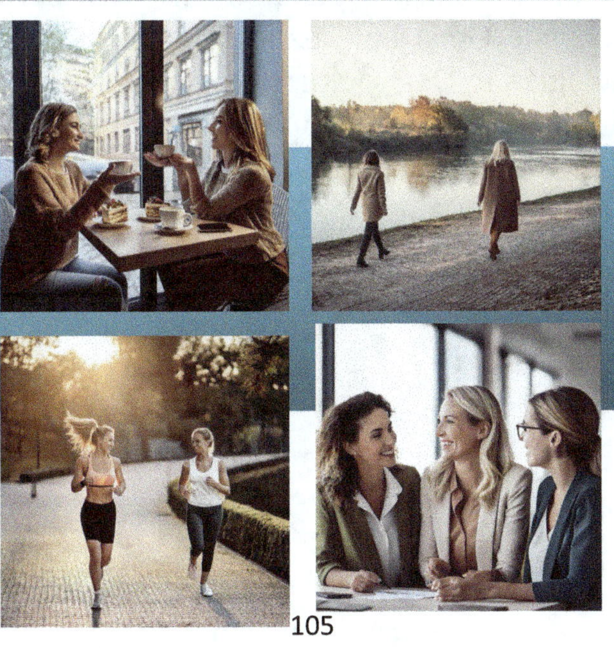

Beschreibung und wissenschaftliche Erklärung

Soziale Verbindungen sind ein Schlüssel zu einem glücklichen und gesunden Leben. Zahlreiche Studien belegen, dass Menschen mit starken sozialen Beziehungen seltener an psychischen und physischen Erkrankungen leiden. Beziehungen zu Freunden, Familie und Gemeinschaften geben uns ein Gefühl der Zugehörigkeit und Geborgenheit, was wiederum zu weniger Stress und einer besseren emotionalen Gesundheit führt.

Der Neurowissenschaftler Matthew Lieberman betont in seinem Buch „Social", dass der menschliche Geist auf soziale Verbindungen ausgelegt ist. Das Gehirn ist quasi „sozial verdrahtet", da wir uns in Gemeinschaft am besten entwickeln. Die Qualität unserer Beziehungen hat direkte Auswirkungen auf unser Wohlbefinden, unsere Zufriedenheit und sogar unsere Lebenserwartung.

Schritt-für-Schritt-Anleitung

Hier sind einige Wege, wie du bewusst daran arbeiten kannst, deine sozialen Verbindungen zu stärken und so deine emotionale Gesundheit zu fördern:

1. Tägliche soziale Interaktionen kultivieren:

Es müssen nicht immer lange Treffen oder Gespräche sein. Schon kurze, positive Interaktionen im Alltag, wie ein freundliches „Hallo" oder ein Lächeln, können deine Stimmung und die der anderen Person heben.

Anleitung:

- Setze dir zum Ziel, jeden Tag mindestens eine positive Interaktion zu haben, sei es ein Gespräch mit einem Kollegen, eine Nachricht an einen Freund oder ein kurzes Telefonat mit einem Familienmitglied.
- Fokussiere dich auf Qualität statt Quantität – es geht nicht darum, möglichst viele Kontakte zu pflegen, sondern die Interaktionen bewusst und wertschätzend zu gestalten.

2. Aktives Zuhören und Empathie praktizieren:

Echte Verbindungen entstehen, wenn Menschen sich gehört und verstanden fühlen. Durch aktives Zuhören und das Ausdrücken von Empathie kannst du deine Beziehungen vertiefen und stärkere Bindungen aufbauen.

Anleitung:

- Wenn du mit jemandem sprichst, schenke ihm deine ungeteilte Aufmerksamkeit. Stelle Fragen, zeige echtes Interesse und vermeide Ablenkungen.
- Versuche, dich in die Lage der anderen Person zu versetzen und verständnisvoll auf ihre Gefühle zu reagieren. Zeige Empathie, indem du ihre Emotionen anerkennst und gegebenenfalls Unterstützung anbietest.

3. Gemeinsame Aktivitäten planen:

Zeit mit anderen Menschen zu verbringen, insbesondere bei Aktivitäten, die Spaß machen und Verbindung fördern, stärkt eure Beziehung. Das kann alles sein – von einem Spaziergang über ein gemeinsames Abendessen bis hin zu einem gemeinsamen Hobby.

Anleitung:

- Plane regelmäßig gemeinsame Unternehmungen mit deinen Freunden oder deiner Familie. Diese Aktivitäten müssen nicht aufwendig oder teuer sein – oft sind die einfachsten Dinge am wertvollsten.
- Gehe aktiv auf andere zu und schlage Treffen vor, auch wenn du manchmal unsicher bist. Es lohnt sich fast immer, Beziehungen zu pflegen.

4. Dankbarkeit in Beziehungen zeigen:

Dankbarkeit stärkt Beziehungen und vertieft die Bindung. Wenn du deine Wertschätzung für die Menschen in deinem Leben ausdrückst, fühlen sie sich anerkannt und geschätzt.

Anleitung:

- Zeige deinen Freunden und deiner Familie, dass du sie schätzt. Das kann durch ein einfaches „Danke" oder durch kleine Gesten geschehen, wie das Schreiben einer Karte oder das Verschenken einer Kleinigkeit, die zeigt, dass du an sie gedacht hast.
- Versuche, bewusst Dankbarkeit für die Menschen um dich herum zu empfinden und dir regelmäßig klarzumachen, welche Rolle sie in deinem Leben spielen.

5. Gesunde Grenzen setzen:

So wichtig es ist, Beziehungen zu pflegen, genauso wichtig ist es, gesunde Grenzen zu setzen. Das bedeutet, dir Zeit für dich selbst zu nehmen, wenn du sie brauchst, und in deinen Beziehungen ehrlich und respektvoll zu kommunizieren.

Anleitung:

- Lerne, „Nein" zu sagen, wenn du dich überfordert fühlst oder Zeit für dich brauchst. Das sorgt dafür, dass du in deinen Beziehungen nicht ausbrennst.
- Kommuniziere offen und ehrlich über deine Bedürfnisse und Erwartungen, ohne dabei Schuldgefühle zu haben. Gesunde Grenzen sind ein Zeichen von Respekt gegenüber dir selbst und anderen.

Erfahrungsberichte und Tipps

Hier sind einige Erfahrungsberichte von Menschen, die durch bewusste Pflege ihrer sozialen Beziehungen mehr Glück und Zufriedenheit erfahren haben:

- **Tim, 45 Jahre:** „Ich habe früher oft gedacht, dass ich zu beschäftigt bin, um mich regelmäßig mit Freunden zu treffen. Aber als ich anfing, mir gezielt Zeit für meine sozialen Kontakte zu nehmen, habe ich gemerkt, wie viel glücklicher und weniger gestresst ich mich fühle."
- **Nina, 33 Jahre:** „Für mich war es ein Gamechanger, wirklich zuzuhören, wenn ich mit anderen rede. Früher war ich oft gedanklich woanders, aber jetzt höre ich aktiv zu, und das hat meine Beziehungen auf ein ganz neues Level gehoben."
- **Clara, 27 Jahre:** „Dankbarkeit zu zeigen hat nicht nur meine Beziehungen, sondern auch mein eigenes Glück deutlich gesteigert. Es gibt mir ein gutes Gefühl, anderen zu zeigen, wie sehr ich sie schätze."

Tipp: Werde dir bewusst, welche Menschen in deinem Leben wichtig sind und investiere aktiv in diese Beziehungen. Beziehungen müssen gepflegt werden, aber sie geben dir so viel Energie und Erfüllung zurück.

10 einfache Wege, um soziale Verbindungen zu stärken

Hier sind 10 praktische Ansätze, um deine sozialen Beziehungen zu vertiefen und zu stärken:

1. Schreibe einem alten Freund eine Nachricht, um dich wieder zu verbinden.
2. Plane einen regelmäßigen „Catch-Up"-Termin mit einem Freund, sei es virtuell oder persönlich.
3. Organisiere ein gemeinsames Essen oder eine Aktivität mit Freunden oder Familie.
4. Höre in Gesprächen aktiv zu, ohne dabei auf dein Handy oder andere Ablenkungen zu achten.
5. Schreibe einmal pro Woche in dein Journal, wofür du in deinen Beziehungen dankbar bist.
6. Biete deine Unterstützung an, wenn jemand in deinem Umfeld Hilfe benötigt.
7. Übe dich darin, öfter „Danke" zu sagen und deine Wertschätzung auszudrücken.
8. Probiere neue Hobbys oder Gruppenaktivitäten aus, um neue soziale Verbindungen zu knüpfen.
9. Sage „Ja" zu sozialen Einladungen, auch wenn du manchmal unsicher bist.
10. Nutze kleine Gesten der Freundlichkeit, um deine Beziehungen zu stärken (z.B. eine Nachricht, ein kleines Geschenk oder ein Lächeln).

Journaling zur Stärkung sozialer Verbindungen

Journaling kann dir helfen, deine sozialen Verbindungen zu reflektieren und zu stärken. Hier sind 10 Journaling-Fragen, die dir dabei helfen können:

1. Welche Beziehungen in meinem Leben sind mir besonders wichtig?
2. Wie kann ich heute eine meiner Beziehungen stärken?
3. Welche soziale Interaktion hat mich heute am meisten erfüllt?
4. Habe ich in letzter Zeit aktiv zugehört und Empathie gezeigt?
5. Wie kann ich in meinen Beziehungen präsenter sein?
6. Wann habe ich das letzte Mal jemandem meine Dankbarkeit ausgedrückt?
7. Wie fühle ich mich nach einem Treffen mit Freunden oder der Familie?
8. Welche Person in meinem Leben möchte ich wieder häufiger kontaktieren?
9. Gibt es Menschen, mit denen ich gesunde Grenzen setzen sollte?

10. Welche positiven Eigenschaften schätze ich an den Menschen in meinem Umfeld?

Nächster Schritt: Umsetzung in deinen Alltag

Wähle eine oder mehrere Techniken aus und integriere sie in deine täglichen sozialen Interaktionen. Beobachte, wie sich deine Beziehungen und dein eigenes Wohlbefinden verändern.

Damit hast du die **acht Übungen zur Transformation** durchlaufen, die darauf abzielen, dein Wohlbefinden, deine Energie und dein Glück zu steigern. Im nächsten Kapitel geht es um den **10-Tage-Trainingsplan**, der dir hilft, diese Übungen effektiv in deinen Alltag zu integrieren.

Kapitel 4:

Der 10-Tage-Trainingsplan

Wir beginnen mit dem **10-Tage-Trainings-plan**, der dir dabei hilft, die erlernten Übungen in deinen Alltag zu integrieren und gezielt an deinem Wohlbefinden und deiner Energie zu arbeiten. Der Plan ist so aufgebaut, dass du jeden Tag spezifische Übungen machst, die sich auf verschiedene Aspekte deines Wohlbefindens konzentrieren. Durch tägliche Routinen und gezielte Aktivitäten wirst du nach diesen 10 Tagen nicht nur deine Energie steigern, sondern dich auch glücklicher und ausgeglichener fühlen.

Tagesübersicht und Ziele

In diesen 10 Tagen wirst du alle acht Übungen umsetzen, die du im Laufe des Buches kennengelernt hast. Das Ziel ist es, jeden Tag mindestens eine Übung durchzuführen, sie in deinen Alltag zu integrieren und dabei deinen Fortschritt zu dokumentieren.

Der Plan hilft dir, Schritt für Schritt positive Veränderungen in deinem Leben zu bewirken. Dabei ist es wichtig, dass du die Übungen individuell anpasst, sodass sie zu deinem Lebensstil und deinen Bedürfnissen passen. Der Plan bietet Struktur, doch es liegt an dir, ihn so flexibel zu gestalten, dass er dich optimal unterstützt.

Tag 1: Mentaler Fokus und Motivation

- **Übung:** Setze klare Ziele für die kommenden 10 Tage.
- **Tagesziel:** Starte mit einer Zielsetzung. Was möchtest du in diesen 10 Tagen erreichen? Wie fühlst du dich heute, und wie möchtest du dich nach diesen 10 Tagen fühlen?

Aufgaben:

- Nimm dir 15 Minuten Zeit, um dir deine persönlichen Ziele zu notieren. Was bedeutet Glück und Energie für dich?
- Setze dir ein klares, messbares Ziel. Zum Beispiel: „Ich möchte meine Stimmung verbessern, indem ich jeden Tag eine positive Affirmation verwende" oder „Ich will meine Schlafqualität steigern, indem ich eine Schlafroutine entwickle."

Checkliste:

- Ziele schriftlich festgehalten
- Tägliche Motivation aufgeschrieben (z.B. „Ich schaffe das!")

Tag 2: Glückshormone steigern

- **Übung:** Setze gezielt Übungen zur Steigerung deiner Glückshormone ein.
- **Tagesziel:** Heute liegt der Fokus darauf, deine Stimmung durch körperliche Bewegung oder andere Aktivitäten, die Glückshormone freisetzen, zu verbessern.

Aufgaben:

o Mach eine 20- bis 30-minütige körperliche Aktivität, die dir Freude bereitet, wie Joggen, Tanzen oder Yoga.

o Ergänze deine Bewegung mit einem kurzen Moment der Dankbarkeit oder einer positiven Affirmation.

Checkliste:

o Bewegungsübung gemacht

o Dankbarkeit oder Affirmation notiert

Tag 3: Negative Gedanken reduzieren

- **Übung:** Fokussiere dich darauf, negative Gedanken zu erkennen und zu reduzieren.
- **Tagesziel:** Lerne, negative Gedanken bewusst wahrzunehmen und sie durch positive oder neutrale Gedanken zu ersetzen.

Aufgaben:

- Notiere dir über den Tag hinweg alle negativen Gedanken, die du wahrnimmst.
- Am Abend reflektiere: Wie könntest du diese negativen Gedanken in Zukunft umwandeln? Schreibe positive Gedanken oder Affirmationen auf.

Checkliste:

- Negative Gedanken aufgeschrieben
- Mindestens drei positive Affirmationen aufgeschrieben

Tag 4: Selbstbewusstsein stärken

- **Übung:** Baue dein Selbstbewusstsein durch konkrete Übungen auf.
- **Tagesziel:** Stärke dein Selbstwertgefühl, indem du dir deine Stärken bewusst machst und sie nutzt.

Aufgaben:

- Schreibe 3 deiner größten Stärken auf und überlege, wie du sie heute einsetzen kannst.
- Setze mindestens eine dieser Stärken in einer alltäglichen Situation bewusst ein, sei es bei der Arbeit oder im persönlichen Bereich.

Checkliste:

- 3 persönliche Stärken notiert
- Mindestens eine Stärke bewusst genutzt

Tag 5: Stressresistenz aufbauen

- **Übung:** Lerne, besser mit Stress umzugehen und deine innere Ruhe zu bewahren.
- **Tagesziel:** Arbeite an deiner Stressresistenz, indem du bewusste Entspannungsübungen durchführst.

Aufgaben:

o Führe eine Entspannungstechnik wie Meditation, progressive Muskelentspannung oder Atemübungen für mindestens 10-15 Minuten durch.

o Reflektiere am Ende des Tages, wie sich dein Stressniveau verändert hat.

Checkliste:

o Entspannungstechnik angewendet
o Stressniveau am Ende des Tages reflektiert

<u>**Tag 6: Schlafqualität verbessern**</u>

- **Übung:** Fokussiere dich auf deine Schlafqualität und passe deine Abendroutine an.
- **Tagesziel:** Verbessere deinen Schlaf, indem du gezielte Routinen einführst, die dich auf eine erholsame Nacht vorbereiten.

Aufgaben:

o Reduziere Bildschirmzeit und schaffe eine ruhige, entspannende Abendroutine.
o Schreibe in dein Schlafjournal: Wie war deine Schlafqualität in den letzten Tagen? Gibt es etwas, das du verbessern möchtest?

Checkliste:

o Bildschirmzeit reduziert
o Schlafqualität reflektiert und dokumentiert

<u>**Tag 7: Ernährung und Energie**</u>

- **Übung:** Achte heute gezielt auf deine Ernährung und wie sie sich auf deine Energie auswirkt.
- **Tagesziel:** Schaffe Bewusstsein dafür, welche Lebensmittel dir Energie geben und welche dir Energie rauben.

Aufgaben:

o Notiere, was du über den Tag hinweg isst und wie du dich danach fühlst.

o Versuche, heute bewusst energiereiche Lebensmittel wie Obst, Gemüse, Nüsse oder Vollkornprodukte zu essen.

Checkliste:

o Ernährung und Energielevel dokumentiert

o Bewusst energiereiche Lebensmittel konsumiert

Tag 8: Soziale Verbindungen stärken

- **Übung:** Pflege und stärke deine sozialen Beziehungen.
- **Tagesziel:** Verbringe bewusste Zeit mit anderen Menschen und stärke deine emotionalen Verbindungen.

Aufgaben:

o Plane ein Treffen oder eine Unterhaltung mit einer nahestehenden Person, sei es persönlich oder virtuell.
o Drücke mindestens einer Person deine Dankbarkeit aus und zeige Wertschätzung.

Checkliste:

o Soziales Treffen oder Gespräch geführt
o Dankbarkeit ausgedrückt

<u>Tag 9: Journaling und Reflexion</u>

- **Übung:** Nutze Journaling, um deine Gedanken, Fortschritte und Erlebnisse zu reflektieren.
- **Tagesziel:** Setze Journaling ein, um über die letzten Tage nachzudenken und deine Erfolge zu reflektieren.

Aufgaben:

- Schreibe 10 Minuten in dein Tagebuch: Wie hast du dich in den letzten Tagen gefühlt? Was hat gut funktioniert, was könnte besser laufen?
- Schreibe auf, welche positiven Veränderungen du in deiner Stimmung und deinem Energielevel bemerkt hast.

Checkliste:

- 10 Minuten Journal geführt
- Positive Veränderungen notiert

Tag 10: Zusammenfassung und Ausblick

- **Übung:** Reflektiere die letzten 10 Tage und lege einen Plan fest, wie du die Übungen in deinen Alltag integrieren möchtest.
- **Tagesziel:** Schließe deinen 10-Tage-Plan mit einer Reflexion und einem Ausblick ab.

Aufgaben:

o Notiere die Übungen, die dir am meisten geholfen haben, und plane, wie du sie weiterhin in deinen Alltag integrieren möchtest.
o Setze dir ein Ziel für die nächsten Wochen, um deine Fortschritte weiterzuführen.

Checkliste:

o Reflexion und Ausblick geschrieben
o Weiterführendes Ziel festgelegt

<u>**Checklisten und Protokolle zur Fort-
schrittsverfolgung**</u>

Während der 10 Tage solltest du deinen Fortschritt täglich notieren. Hier einige Vorschläge
für Protokolle:

1. **Tägliche Reflexion:**
   o Wie habe ich mich heute gefühlt?
   o Welche Übung habe ich heute durchgeführt?
   o Was hat gut funktioniert, und was könnte
   ich besser machen?
2. **Checklisten:**
   o Nutze die täglichen Checklisten, um sicherzustellen, dass du jede Übung vollständig
   durchgeführt hast.
3. **Protokoll zur Schlafqualität:**
   o Halte jeden Tag fest, wie gut du geschlafen
   hast, um herauszufinden, welche Routinen
   deine Schlafqualität am meisten beeinflussen.
4. **Ernährungsprotokoll:**
   o Notiere, was du isst und wie es deine Energie beeinflusst.

<u>Schlusswort zum 10-Tage-Trainingsplan</u>

Dieser 10-Tage-Plan ist ein kraftvolles Werkzeug, um dir zu helfen, die Übungen aus dem Buch effektiv in deinen Alltag zu integrieren. Die tägliche Anwendung der Übungen führt zu spürbaren Veränderungen in deinem Energielevel, deinem Wohlbefinden und deinem Glück.

Wenn du den Plan abgeschlossen hast, ist es wichtig, dranzubleiben und die Übungen langfristig fortzuführen. Der Schlüssel zu nachhaltigen Veränderungen liegt in der Kontinuität.

Kapitel 5: Nach dem Training

Aufrechterhaltung der Ergebnisse

Die 10-Tage-Trainingsphase hat dir gezeigt, wie du dein Wohlbefinden und deine Energie positiv beeinflussen kannst. Doch um diese Ergebnisse langfristig zu bewahren, ist es wichtig, dass du die Übungen und Prinzipien, die du erlernt hast, weiterhin anwendest. Veränderungen in deinem Leben geschehen selten über Nacht. Es braucht Geduld, Beständigkeit und Achtsamkeit, um eine langfristige Transformation zu erreichen.

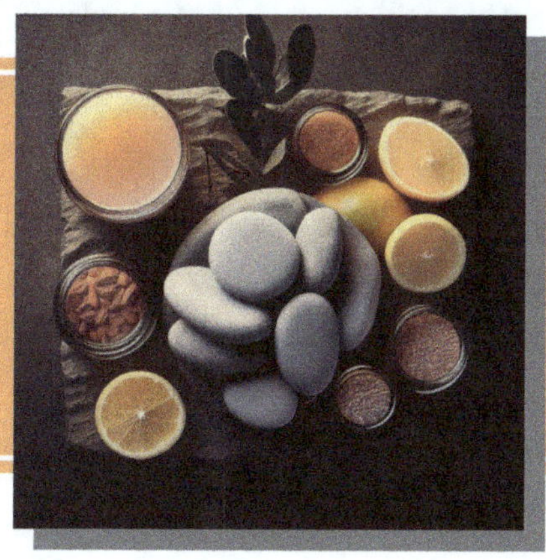
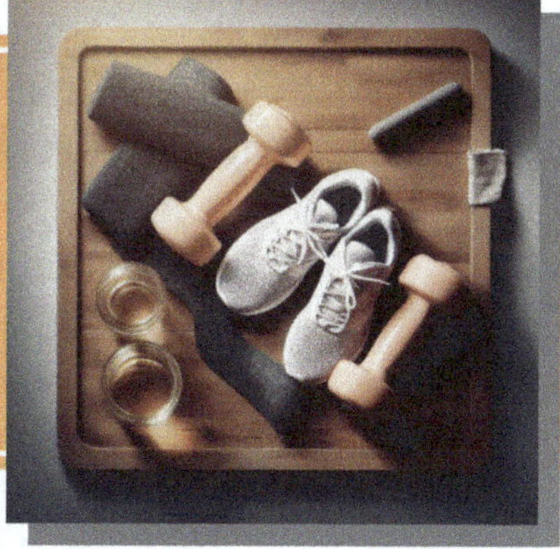

1. Die Übungen in deinen Alltag integrieren

Nach den 10 Tagen solltest du dir bewusst machen, welche Übungen dir besonders geholfen haben. Diese kannst du regelmäßig in deinen Alltag integrieren, ohne dass sie eine zusätzliche Belastung darstellen. Die Idee ist, dass die Übungen zu Routinen werden – etwas, das du ganz natürlich jeden Tag machst.

- **Wähle 2 bis 3 Übungen aus**, die dir am meisten Energie und Glück gebracht haben, und setze dir ein realistisches Ziel, diese regelmäßig auszuführen.

  Zum Beispiel: Übung zur Steigerung der Glückshormone kannst du durch tägliche Bewegung oder eine Tanzpause in deinen Alltag einbauen.

  - Die Reduktion negativer Gedanken kannst du unterstützen, indem du weiterhin ein Tagebuch führst oder positive Affirmationen nutzt.
  - Die Pflege sozialer Verbindungen könnte Teil deines wöchentlichen Plans werden, indem du regelmäßige Treffen oder Gespräche mit Freunden und Familie einplanst.

- **Schaffe dir Rituale:** Ein Ritual könnte z.B. sein, jeden Morgen mit einer positiven Affirmation zu starten oder abends 10 Minuten zu meditieren, um den Stress des Tages loszulassen.
- **Plane Zeit für deine Übungen:** Wenn du deine Routinen in deinen Tagesablauf integrierst, stellst du sicher, dass du sie nicht vergisst. Du könntest dir beispielsweise einen bestimmten Zeitpunkt am Tag setzen, an dem du eine der Übungen durchführst.

---

2. Langfristige Motivation bewahren

Oftmals lässt die Motivation nach, sobald der direkte „Kick" nach einem Training nachlässt. Um dies zu vermeiden, ist es wichtig, dass du einen klaren Plan hast, wie du langfristig motiviert bleibst.

- **Reflektiere deine Fortschritte:** Führe weiterhin ein Tagebuch, um deinen Fortschritt zu dokumentieren. Schau dir in regelmäßigen Abständen an, wie sich dein Wohlbefinden und deine Energie entwickelt haben. Dies kann dir helfen, moti-

viert zu bleiben und zu erkennen, welche
Fortschritte du bereits gemacht hast.

- **Setze dir neue Ziele:** Um deine Motivation aufrechtzuerhalten, kannst du dir immer wieder neue, kleine Ziele setzen. Diese könnten darauf abzielen, eine Übung weiter zu vertiefen oder sie an neue Herausforderungen in deinem Leben anzupassen. Wenn du merkst, dass dir eine Übung gut tut, setze dir das Ziel, sie über einen längeren Zeitraum hinweg konsequent durchzuführen.
- **Belohne dich selbst:** Um die Motivation zu stärken, ist es sinnvoll, dir Belohnungen für deine Fortschritte zu setzen. Das kann ein kleines Geschenk an dich selbst sein oder eine Aktivität, die dir Freude bereitet.

---

3. Umgebungsfaktoren überprüfen

Die Umgebung, in der du lebst und arbeitest, hat einen enormen Einfluss auf dein Wohlbefinden und deine Energie. Achte darauf, dass du eine Umgebung schaffst, die dich unterstützt, anstatt dich auszubremsen.

- **Ordnung und Klarheit:** Ein aufgeräumtes, sauberes Umfeld kann deinen Geist klären und Stress reduzieren. Schaffe regelmäßig Ordnung, sowohl zu Hause als auch am Arbeitsplatz, um mentale Klarheit zu fördern.
- **Positive Einflüsse:** Umgib dich mit Menschen, die dir guttun, und gestalte deine Umgebung so, dass sie dich inspiriert und motiviert. Zum Beispiel könntest du inspirierende Zitate oder Bilder aufhängen, die dich daran erinnern, was dir wichtig ist.
- **Rückzugsorte:** Schaffe dir einen ruhigen Ort, an dem du dich entspannen und auftanken kannst. Das kann ein gemütlicher Platz zu Hause sein, an dem du meditierst oder Tagebuch schreibst.

Integration der Übungen in den Alltag

Nach dem Training ist es wichtig, dass du eine Routine entwickelst, die für dich funktioniert. Hier sind einige Strategien, um sicherzustellen, dass die Übungen Teil deines Lebens bleiben:

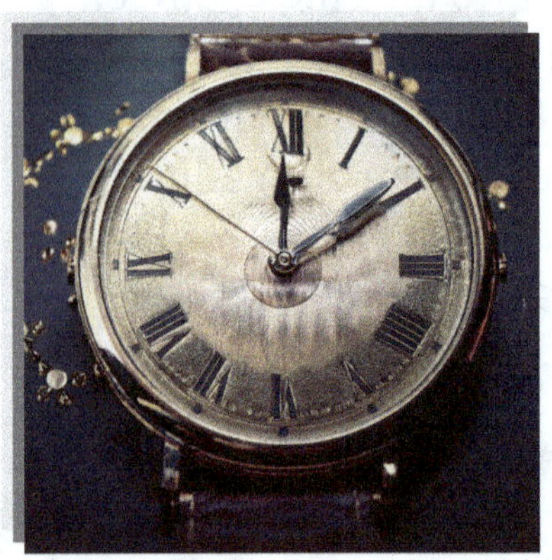 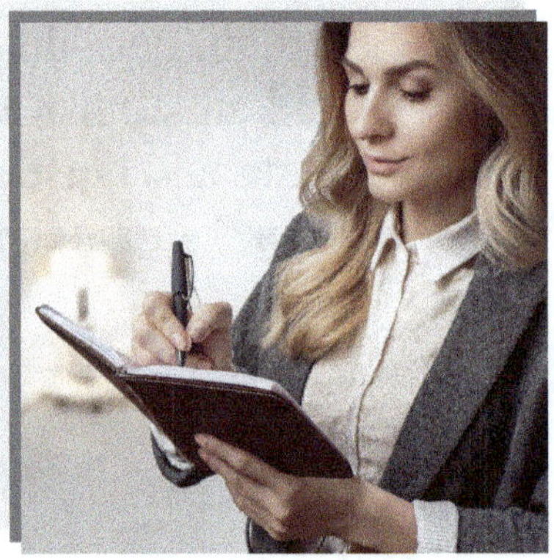

1. Kleine Schritte statt Perfektionismus

Es geht nicht darum, jeden Tag perfekt zu sein oder jede Übung durchzuführen. Sei geduldig mit dir selbst und erlaube dir, auch mal Pausen zu machen. Das Ziel ist nicht Perfektion, sondern Beständigkeit.

- Wenn du einen Tag auslässt oder eine Übung vergisst, sei nicht hart zu dir. Wichtig ist, dass du am nächsten Tag weitermachst, ohne dich selbst zu verurteilen.

2. Achtsamkeit und Bewusstsein fördern

Achtsamkeit ist ein starker Verbündeter, wenn es darum geht, deine Energie und dein Glück langfristig zu steigern. Achte im Alltag darauf, wie du dich fühlst, welche Dinge dir Energie geben und welche dich auslaugen. So kannst du bewusste Entscheidungen treffen und dich immer wieder auf das konzentrieren, was dir gut tut.

- **Mini-Achtsamkeitsübungen:** Selbst wenn du wenig Zeit hast, kannst du kurze Achtsamkeitsübungen durchführen. Das kann eine Minute bewusste Atmung sein, eine kurze Meditation oder das bewusste Genießen einer Tasse Tee.

---

3. Soziale Unterstützung suchen

Veränderungen sind leichter zu bewältigen, wenn du dich von anderen unterstützen lässt. Du musst den Weg nicht alleine gehen.

- **Austausch mit Gleichgesinnten:** Suche dir Menschen, die ähnliche Ziele verfolgen, und tauscht euch regelmäßig über eure Fortschritte aus. Das kann ein Freundeskreis oder eine Online-Community sein. Der soziale Austausch hilft dir, motiviert zu bleiben und dich inspiriert zu fühlen.
- **Mentoren oder Coaches:** Wenn du das Gefühl hast, zusätzliche Unterstützung zu benötigen, kannst du auch die Hilfe eines Coaches oder Mentors in Anspruch nehmen, der dich auf deinem Weg begleitet.

Weiterführende Ressour-cen und Empfehlungen

Um das Gelernte weiter zu vertiefen, gibt es eine Vielzahl von Ressourcen, die dir helfen können, deine Reise fortzusetzen. Hier sind einige Empfehlungen:

Bücher und Literatur

- **„Die Macht der positiven Gedanken" von Norman Vincent Peale:** Ein Klassiker, der zeigt, wie wichtig positive Gedanken für unser Wohlbefinden sind.
- **„Das Happiness-Projekt" von Gretchen Rubin:** Dieses Buch bietet viele praktische Tipps, wie man ein glücklicheres Leben führen kann.
- **„Achtsamkeit für Anfänger" von Jon Kabat-Zinn:** Ein großartiges Buch, um tiefer in das Thema Achtsamkeit einzutauchen und es in den Alltag zu integrieren.

Apps und Tools

- **Headspace oder Calm:** Diese Apps bieten geführte Meditationen und Achtsamkeitsübungen, die dir helfen, entspannter und stressfreier durch den Alltag zu gehen.
- **Gratitude App:** Eine App, die dir hilft, deine Dankbarkeit zu dokumentieren und regelmäßig Dankbarkeitsübungen durchzuführen.
- **MyFitnessPal:** Eine App, die dir hilft, deine Ernährung zu tracken und zu analysieren, welche Lebensmittel dir Energie geben.

Workshops und Kurse

- Viele lokale und online Anbieter bieten Kurse zu Themen wie Achtsamkeit, Meditation oder Persönlichkeitsentwicklung an. Diese können dir helfen, das Gelernte weiter zu vertiefen und mit anderen zu lernen.

Schlusswort:

Dein Weg zu mehr Energie und Glück

Du hast nun einen umfangreichen Einblick in die Methoden und Übungen erhalten, die dir helfen können, mehr Glück und Energie in dein Leben zu bringen. Doch die Reise endet hier nicht – sie hat gerade erst begonnen. Indem du diese Prinzipien in dein tägliches Leben integrierst, wirst du nach und nach tiefgreifende und positive Veränderungen erleben.

Denke daran: Es ist ein Prozess, und jeder kleine Schritt zählt. Du hast die Kontrolle über dein eigenes Wohlbefinden, und mit den richtigen Werkzeugen kannst du dein Leben nach deinen Wünschen gestalten. Sei geduldig mit dir selbst, genieße den Prozess und vertraue darauf, dass du auf dem richtigen Weg bist.

Ermutigung und Abschlussworte

Du hast nun alles in der Hand, um die Verantwortung für dein eigenes Glück und deine Energie zu übernehmen. Bleibe neugierig, offen und motiviert. Es wird Tage geben, an denen du Rückschläge erlebst – das ist ganz normal. Wichtig ist, dass du immer wieder aufstehst, deine Übungen fortsetzt und dich daran erinnerst, warum du diesen Weg gewählt hast.

Lass dich nicht von Perfektionismus abhalten. Das Leben ist eine Reise, und du machst es in deinem eigenen Tempo. Vertraue darauf, dass du alles, was du brauchst, bereits in dir trägst.